运动损伤与康复训练研究

连志强◎著

吉林大学出版社
·长春·

图书在版编目（CIP）数据

运动损伤与康复训练研究 / 连志强著 . -- 长春：吉林大学出版社, 2024.6. -- ISBN 978-7-5768-3466-6

Ⅰ . R873

中国国家版本馆 CIP 数据核字第 2024ND2876 号

书　　名	运动损伤与康复训练研究
	YUNDONG SUNSHANG YU KANGFU XUNLIAN YANJIU
作　　者	连志强　著
策划编辑	殷丽爽
责任编辑	曲　楠
责任校对	殷丽爽
装帧设计	守正文化
出版发行	吉林大学出版社
社　　址	长春市人民大街 4059 号
邮政编码	130021
发行电话	0431-89580036/58
网　　址	http://www.jlup.com.cn
电子邮箱	jldxcbs@sina.com
印　　刷	天津和萱印刷有限公司
开　　本	787mm×1092mm　1/16
印　　张	12.75
字　　数	250 千字
版　　次	2025 年 8 月　第 1 版
印　　次	2025 年 8 月　第 1 次
书　　号	ISBN 978-7-5768-3466-6
定　　价	72.00 元

版权所有　　翻印必究

前 言

运动是一种健康的生活方式，可以增强体魄、提升心理素质、促进人际交往。然而，运动也伴随着一定的风险，运动损伤是运动过程中不可避免的问题之一。在运动过程中，人体的肌肉、韧带、关节等部位都可能受到损伤，在一定程度上影响人们的身体健康和运动能力。因此，如何科学有效地预防和治疗运动损伤，成为运动医学领域的重要课题之一。

本书旨在探讨运动损伤的成因、分类、诊断和治疗方法，以及运动康复训练的原理、方法和实践经验。本书汇集了国内外专家学者的研究成果和临床经验，结合最新的科研成果和临床案例，旨在为运动爱好者、运动医学工作者和康复治疗师提供一本权威、全面的参考书籍。

在编写本书的过程中，笔者深入研究了运动损伤和康复训练领域的最新进展，整理了大量的研究资料和临床案例（本书第五章图片为作者自摄），力求将实用的知识献给读者。笔者相信，通过对本书的学习，读者将能够更好地理解运动损伤的发生机制，掌握科学有效的康复训练方法，提高运动损伤的预防和治疗水平。笔者衷心希望本书能为广大运动爱好者运动医学工作者和康复治疗师提供帮助和指导。让我们共同努力，促进运动健康事业的发展，为人类健康事业贡献一份力量。

本书系统地介绍了运动损伤的多个方面的内容，从运动损伤的概述到治疗康复，涵盖定义、分类、病理、检查、处理和康复训练等内容。在第一章中，读者可以了解运动损伤的定义和分类、常见运动损伤的病理及运动损伤的风险因素。第二章则详细介绍了运动损伤的检查，包括一般检查、关节及肌肉功能评定、关节功能检查、影像学损伤诊断。第三章聚焦于常见的运动损伤处理，包括颈椎关节慢性不稳、肩关节不稳、网球肘、腕关节扭伤、髌骨半脱位、髌腱炎、跟骨滑囊炎、颈椎肌肉劳损等。第四章探讨了运动康复理论基础，先研究了肌肉和神经生理学基础，然后分析了长期制动或卧床的不良生理和效应。第五章介绍了常见的康复训练活动，包括拉伸训练、稳定性训练和力量训练，这些训练有助于恢复受损组织的功能和稳定性。第六章关注了运动损伤治疗后的康复训练，先对其进行了概述，然后针对具体损伤如腕关节、肩关节、膝关节与前交叉韧带（ACL）损伤、踝关节扭伤、腰椎间盘突出症和腘绳肌损伤，提供了相应的康复训练方案。第七章主要围绕运动康复技术及其科学保障体系的构建展开，涵盖运动康复技术、营养保障、运动性疲劳的预防与消除，以及运动处方的制定与实施四个方面。

在撰写本书的过程中，笔者参考了大量的学术文献，得到了许多专家学者的帮助，在此表示真诚感谢。由于笔者水平有限，书中难免有疏漏之处，希望广大同行及时指正。

连志强

2024 年 1 月

目 录

第一章 运动损伤概述 ... 1
第一节 运动损伤的定义和常见类型 ... 1
第二节 运动损伤分类 ... 14
第三节 常见运动损伤的病理 ... 18
第四节 运动损伤的风险因素 ... 28

第二章 运动损伤的检查 ... 37
第一节 运动损伤的一般检查 ... 37
第二节 关节及肌肉功能评定 ... 39
第三节 关节功能检查 ... 42
第四节 影像学损伤诊断 ... 59

第三章 常见运动损伤的处理 ... 77
第一节 颈椎关节慢性不稳 ... 77
第二节 肩关节不稳 ... 80
第三节 网球肘 ... 84
第四节 腕关节扭伤 ... 87
第五节 髌骨半脱位 ... 90
第六节 髌腱炎 ... 94
第七节 跟骨滑囊炎 ... 97

第八节　颈椎肌肉劳损 ········· 99

第四章　运动康复理论基础 ········· 103
第一节　肌肉生理学基础 ········· 103
第二节　神经生理学基础 ········· 107
第三节　长期制动或卧床的不良生理效应 ········· 121

第五章　常见康复训练活动 ········· 126
第一节　拉伸训练 ········· 126
第二节　稳定性训练 ········· 133
第三节　力量训练 ········· 141

第六章　运动损伤治疗后的康复训练 ········· 151
第一节　运动损伤治疗后的康复训练概述 ········· 151
第二节　腕关节损伤治疗后的康复训练 ········· 155
第三节　肩关节损伤治疗后的康复训练 ········· 158
第四节　膝关节损伤康复训练与膝关节 ACL 损伤术后康复训练 ········· 162
第五节　踝关节扭伤的康复训练 ········· 166
第六节　腰椎间盘突出症的康复训练 ········· 168
第七节　腘绳肌损伤的康复训练 ········· 174

第七章　运动康复技术及科学保障体系的构建 ········· 178
第一节　运动康复技术 ········· 178
第二节　运动康复之营养保障 ········· 179
第三节　运动康复之运动性疲劳的预防与消除 ········· 189
第四节　运动康复之运动处方的制定与实施 ········· 193

参考文献 ········· 196

第一章 运动损伤概述

第一节 运动损伤的定义和常见类型

一、运动损伤的定义

"运动损伤是指在体育运动过程中所发生的各种损伤。"[①] 人类身体是一个有机的整体,骨骼、皮肤都起到保护这个有机整体完整性的作用。但在外界各种力量的作用下,人体器官可能产生一些损伤,并引发一系列的身体反应,包括全身反应和局部反应。

"运动损伤对运动员造成的影响是十分严重的,不仅可使运动员不能参加正常的训练和比赛,影响运动成绩的提高,缩短运动寿命,而且严重者还可使人残疾、死亡,给人们带来严重的生理、心理影响,妨碍体育运动的正常开展。"[②]

运动损伤与日常生活中的其他损伤有所不同。日常生活中产生的损伤通常具有某种程度的偶然性,如车祸造成的损伤、从高处摔落导致的损伤等。许多运动损伤是由某一动作的不断重复所导致的,而一些运动损伤则与该项运动所要求的动作有关。因此,很多运动损伤都以它们所关联的具体运动项目来命名,如"网球肘""跳跃膝"等。运动损伤通常与个人的运动技能水平、运动条件和环境等因素密切相关。

运动既有利又有弊。科学合理的运动有助于改善人的体态和身体的生理功能,增强免疫系统功能,降低患病风险;不合理的运动常会导致运动损伤,特别是在体育教学和训练中。为了最大限度地享受运动带来的益处,减少其不利影响,人

---

① 姜振捷,徐云鹏. 体育与健康 [M]. 重庆:重庆大学出版社,2021:25.
② 段连丽. 大学生体质健康锻炼与常见运动伤病防治研究 [M]. 长春:吉林大学出版社,2022:111.

们需要深入学习运动损伤的知识，以延长运动寿命，提高生活质量。

通常情况下，大多数人会认为运动损伤的主要原因在于过度追求运动成绩。许多职业运动员的亲身经历证明了这一点，他们常因过度训练而在退役后饱受伤病困扰，这与他们在训练中过分追求运动成绩有关。此外，运动过程中发生的剧烈碰撞，如篮球比赛中运动员之间的身体碰撞，有时会导致永久性损伤，即使经过治疗，也可能留下一些后遗症。

二、运动损伤的常见类型

（一）骨折

骨折是指骨结构的连续性完全或部分断裂。多见于儿童及老年人，中青年人也时有发生。患者大多为一个部位骨折，少数为多发性骨折。经及时恰当处理，多数患者患处能恢复原来的功能，少数患者会遗留不同程度的后遗症。骨折是最常见的运动损伤之一，特别是在身体对抗性较强的运动中，如足球、篮球等，运动员发生骨折损伤概率较高。

1. 骨折的类型

骨折的类型：开放性、闭合性、压缩性、应力性、撕脱性、青枝（像青嫩树枝折断）等，其中青枝骨折常见于儿童。

2. 造成骨折的原因

（1）直接暴力

暴力直接作用于骨骼某一部位，使该部位发生骨折，常伴有不同程度的软组织损伤。例如，在足球运动中，运动员小腿遭受碰撞，导致胫腓骨骨干骨折；在跳跃类运动中，运动员着地时身体部位不当，也容易导致锁骨骨折。体适能训练往往不具备过高的对抗性，这类运动发生损伤的概率较低，但也不排除因为器械的使用不当而产生的直接暴力损伤。

（2）间接暴力

暴力通过纵向传导、杠杆作用或扭转作用使远离暴力作用点的骨组织发生骨折，如从高处跌落足部着地时，躯干因重力急剧向前屈曲，胸腰脊柱交界处的椎体发生压缩性或爆裂骨折。在体适能训练中，小器械训练容易导致该类损伤。

（3）积累性过劳损伤

长期、反复、轻微的直接或间接损伤可致使肢体某一特定部位骨折，如远距离行走易致第二跖骨、第三跖骨及腓骨下 1/3 骨干骨折。这类骨折损伤常见于体适能训练，与体适能训练强度和科学性等都息息相关。

3. 骨折的临床表现

骨折的临床表现主要体现在以下两方面。

（1）休克

多见于多发性骨折、骨盆骨折、股骨骨折、脊柱骨折及严重的开放性骨折，患者常因广泛的软组织损伤、大量出血、剧烈疼痛或并发内脏损伤等而引起休克。

（2）发热

人体骨折处有大量内出血，造成血肿，会导致体温略有升高，但一般不会超过 38℃。当因开放性骨折使人体体温升高时应考虑骨折处感染的可能，其病理原因存在明显差异。

4. 骨折的特有体征

骨折还有很多局部性特征，医学界将它们划分为如下 3 种。

（1）畸形

骨折端移位可使患肢外形发生改变，主要表现为缩短、成角、延长。畸形往往伴随着开放性损伤，这类损伤易于观察，表现得很明显。

（2）反常活动

肢体不能活动的部位在骨折后出现不正常的活动表现。例如，手臂的弯曲范围明显扩大等。

（3）骨擦音或骨擦感

骨折后两骨折端相互摩擦撞击，可产生骨擦音或骨擦感，受伤者感受十分明显，也易于观察。

以上 3 种体征为骨折特有，只要发现其中之一即可确诊，但未见此 3 种体征者也不能排除骨折的可能，如嵌插骨折、裂缝骨折。一般情况下，不要为了诊断而检查上述体征，因为这会在一定程度上加重损伤。

（二）关节脱位

关节脱位也称脱臼，是指构成关节的上下两个骨端偏离了正常的位置，发生了错位。关节脱位大多数为暴力作用所致，以肩、肘、下颌及手指关节处最易发生关节脱位。

1. 关节脱位的临床表现

关节脱位一般表现为关节处疼痛剧烈、关节的正常活动丧失及关节部位出现畸形。临床上可分为损伤性脱位、先天性脱位、病理性脱位及习惯性脱位。关节脱位后，关节囊、韧带、关节软骨及肌肉等软组织也会有损伤。另外，关节周围肿胀，会有血肿，若不及时复位，会导致血肿激化，关节粘连，使关节在不同程度上丧失原有的功能。

关节脱位具有一般损伤的症状和脱位的特殊性表现。关节脱位会导致关节疼痛、活动困难或不能活动。脱位通常多发于活动的关节，如踝、膝、髋、腕、肘，但最常见的是肩和手指关节。不活动的关节，如在骨盆的关节，当与关节固定在一起的韧带被牵拉或撕裂时，也会造成关节脱位。椎骨的脱位如果损害神经或脊髓可能危及生命。显著的椎骨间脱位会损伤脊髓，导致瘫痪。

2. 关节脱位的一般症状和体征

①疼痛明显。关节脱位伴随着明显的疼痛感，且明显存在于关节位置。

②关节明显肿胀。由于关节脱位，产生相应的软组织损伤，会形成很明显的肿胀，有经验的健身教练，可以通过关节部位肿胀的状态和相应的形态，迅速判断伤者是否关节脱位。

③关节失去正常活动功能，出现功能障碍。关节脱位导致关节力量传导的失效，使得关节脱位部位牵引的肢体失去正常的活动能力，必须立即进行相应的治疗。

3. 关节脱位的特殊表现

（1）畸形

关节脱位后肢体会出现旋转、内收或外展和外观变长或缩短等畸形，与健康的一侧不对称。畸形是关节脱位后比较严重的状态，主要是由外力所致，即关节脱位后，外力造成患处逆向的旋转或弯折，而关节脱位使得关节力量无法维持，因此产生畸形状态。

（2）弹性固定

当关节脱位后，未撕裂的肌肉和韧带可将脱位的肢体保持在特殊的位置，被动活动时有一种抵抗和弹性的感觉。弹性固定非外部观察特征，需要受伤者自己感受，教练只能通过询问方式获得相应的结论。

（3）关节盂空虚

脱位后可触到或观察到空虚的关节盂，有时可摸到移位的骨端。若肿胀严重则难以触及。

（三）肌肉拉伤

肌肉拉伤指的是软组织过度牵拉、过度用力或过度使用而造成的损伤。肌肉拉伤可能由轻微的外伤或不适应的重复创伤导致。肌肉拉伤是肌肉在运动中急剧收缩或过度牵拉引起的损伤。这在引体向上和仰卧起坐练习时容易发生。肌肉拉伤后，拉伤部位剧痛，用手可摸到肌肉紧张形成的索条状硬块，触痛明显，局部肿胀或皮下出血，活动明显受到一定的限制。

1. 造成肌肉拉伤的原因

在体育运动中，造成肌肉拉伤的原因有以下七种：第一，准备活动（热身）不当，某些部位肌肉的生理机能尚未达到运动所需的状态；第二，训练水平不够，肌肉的弹性和力量较差；第三，疲劳或过度负荷使肌肉的机能下降，力量减弱，协调性降低；第四，错误的技术动作或运动时注意力不集中；第五，动作过猛或粗暴；第六，气温过低或湿度太大；第七，场地或器械的质量不良。

人们在完成各种动作时，肌肉主动猛烈地收缩超过了肌肉本身的负担能力，或突然被动地过度拉长，超过了它的伸展性，都可发生拉伤。例如，举重运动员弯腰抓提杠铃时，竖脊肌由于强烈收缩而拉伤。在做前压腿、纵劈叉等练习时，突然用力过猛，可使大腿后群肌肉过度被动拉长而发生损伤；横劈叉练习可使大腿内侧群肌肉过度被动拉长而发生拉伤。在运动训练中，大腿后群肌肉的拉伤最为常见。此外，大腿内收肌、腰背肌、腹直肌、小腿三头肌、上臂肌等都是肌肉拉伤的易发部位。

2. 肌肉拉伤的处理方式

肌肉拉伤后，要立即进行冷处理，先用冷水对局部进行冲洗或用毛巾包裹冰块冷敷，然后用绷带适当用力包裹损伤部位，防止肿胀。在放松损伤部位肌肉并抬高伤肢的同时，可服用一些止疼、止血类药物。24~48小时后拆除包扎。根据伤情，可外贴活血和消肿药物，适当热敷或用较轻的手法对损伤局部进行按摩。

（四）韧带扭伤

韧带扭伤是指四肢关节或躯体部的软组织（如肌肉、肌腱、韧带、血管等）损伤，而没有出现骨折、关节脱位、皮肉破损等情况。临床主要表现为损伤部位疼痛、肿胀和关节活动受限，多发于腰、踝、膝、肩、腕、肘、髋。

1. 影响韧带扭伤的身体条件

（1）年龄

关节由骨和周围的关节囊、韧带所组成。当韧带受暴力损伤时，骨和软骨往往先出现损伤。年龄偏大的人脊柱和关节的柔韧性降低，加之维持稳定的力量下降。因此，运动损伤并不少见。青少年运动损伤最多的是骨折，然后是扭挫伤，而高年龄人群软组织钝挫伤占首位，骨折占第二位。

青少年由于骨骼肌肉系统尚未发育成熟（骨骼的弹性和柔韧性较大，骨化尚未完成），在骨的突起部、肌肉肌腱的附着部容易发生骨折等慢性损伤。青少年时期腰部有损伤史者，以后慢性腰痛的发生概率较高。

（2）性别

黄种男性身体内脂肪含量平均是体重的13%，而女性高达23%。[1] 女性的肌肉含量相对男性明显偏少，所以膝关节的运动损伤发生率女性比男性高。此外，女性激素呈周期性分泌，若月经紊乱，会造成雌激素分泌水平降低，这也是造成疲劳骨折的原因之一。

（3）体格

体内脂肪多、体重超标会在一定程度上影响人们肌肉的发达度。此外，此类人群的身体灵活性、耐久力也较差。尤其在抵御造成创伤的暴力时，体重超标的人会处于不利地位。另外，屈肌群与伸肌群肌力之比是一个很重要的因素，比例失衡也会造成肌肉撕裂伤。

（4）其他

在身体状况不良的情况下，如慢性疲劳、贫血、感冒、痛经、睡眠不足等，人们对意外事件缺乏敏锐的判断和快速准确的保护反应，可能在一定程度上导致运动损伤。

---

[1] 张纳新，王丙新. 大学体育教程 [M]. 徐州：中国矿业大学出版社，2005：59.

2. 影响韧带扭伤的心理素质

从事冲撞性较强的运动（足球、篮球）时，如果注意力不集中或注意力集中时间不长，发生损伤的危险性就会增加。情绪不稳定、易急躁、急于求成，或在运动中因畏难、恐慌或害羞而犹豫不决也容易造成韧带扭伤。

3. 造成韧带扭伤的因素

有些体育锻炼者不顾自身的条件而选择不适宜的运动项目，就会导致韧带扭伤的发生率升高。例如，当年龄偏大的人进行足球运动时，或试图采用蛙跳增强腰腿部肌肉力量时，就可能出现韧带扭伤；在进行柔韧性练习时，韧带肌肉被动训练过度会造成肌肉撕脱。所以要科学地进行体育锻炼，并选择适合自己身体的运动项目。

（五）腱鞘炎

腱鞘就是套在肌腱外面的双层套管样密闭的滑膜管，是保护肌腱的滑液鞘。它分两层包绕着肌腱，两层之间有一空腔即滑液腔，内有腱鞘滑液。腱鞘具有固定、保护和润滑肌腱，使其免受摩擦或压迫的作用。肌腱长期过度摩擦，容易发生肌腱和腱鞘的损伤性炎症，引起肿胀，称为腱鞘炎。若不治疗，便有可能发展成永久性活动不便。

1. 腱鞘炎的形成原因

关于腱鞘炎的形成原因，主要有以下两种。

（1）桡骨茎突狭窄性腱鞘炎

腕背侧第一个骨纤维性鞘管内有两条肌腱通过，即拇长展肌和拇短伸肌肌腱，两肌腱穿出狭窄的鞘管后与鞘管形成一定的角度，分别止于第一掌骨基底及拇指近节指骨基底。当腕与拇指活动度很大时，肌腱的折角加大。久而久之，局部的滑膜产生炎症、增厚，肌腱变粗，纤维鞘管壁也增厚，在桡骨茎突处出现皮下硬结节，使得肌腱不易在鞘管内滑动，产生疼痛等症状。

哺乳期及围绝经期妇女内分泌的改变和滑膜受累是腱鞘炎常见于女性的主要原因。除上述原因外，从国内外文献报道来看，还有许多解剖变异容易引起该症的发生。例如，拇长伸肌或拇短伸肌的肌腹过低，部分肌腹也进入鞘管；鞘管内因有较多的迷走肌腱出现，使肌腱的数目明显增多，有的多达十余条；腕背第一鞘管内还有质硬而厚韧的纤维隔，使得原来不宽敞的鞘管更加狭窄，肌腱极易被嵌顿。这些解剖学上的变异使患者发病年龄偏小，且保守治疗很难奏效。

(2) 肌鞘炎

腕背韧带近端桡侧腕伸长、短肌位于深侧，其浅侧拇短伸肌及拇长展肌形成一定的夹角。当肌肉过度活动后，肌肉、肌腱及其周围的筋膜和腱周组织充血、水肿。滑膜纤维素性渗出增多，出现局部红、肿、痛等症状。

2. 腱鞘炎的临床表现

(1) 桡骨茎突狭窄性腱鞘炎

桡骨茎突狭窄性腱鞘炎的表现特征是腕关节桡侧疼痛，疼痛程度与拇指活动有密切关系，此症状多发于40岁以上的女性。此外，处于哺乳期的女性也容易发病。

(2) 指屈肌腱狭窄性腱鞘炎

指屈肌腱狭窄性腱鞘炎常发生在拇、中、环指，发病年龄一般在40岁以上。发病初期在手指屈伸时产生弹响、疼痛，故又称"扳机指"。患者常自述关节活动不灵活，关节肿胀。严重时关节绞锁在屈曲或伸直位，关节不能伸直或屈曲。此症状偶见于小儿，常表现为双侧拇指处于屈曲位，不能主动伸直。轻者在熟睡时经局部按摩拇指可以伸直，重者即使在被动状态也不能伸直拇指。

(3) 尺侧腕伸肌腱鞘炎

尺侧腕伸肌腱鞘炎是引起腕关节尺侧痛的原因之一。尺侧腕伸肌肌腱和周围的鞘管对远端桡尺关节和腕三角纤维软骨复合体起重要的支撑作用。在腕部活动力度过大时，因反复牵拉或扭伤，可诱发腕尺侧痛，尤其在用力时腕部会酸痛无力。

(六) 肌肉或肌腱的撕裂

肌肉肌腱损伤外力引起的肌肉断裂称肌肉断裂；肌腱起止点断裂称为肌腱断裂；长期反复轻伤或磨损，日久引起肌腱断裂，称为肌腱自发性断裂。如果肌肉或肌腱部分撕裂，当肌肉对抗阻力伸展或收缩时会有痛感。完全撕裂时，肌肉将不能发挥作用。

1. 造成肌肉或肌腱撕裂的原因

若肌腱长期反复经受轻微外伤，或肌腱本身有慢性磨损，导致腱纤维变性、变细，日后再发生轻微扭伤即可造成肌腱断裂，即肌腱自发性断裂。肌肉过度疲劳或急性期治疗不当，不良姿势和畸形引起的肌肉平衡失调，称慢性肌肉劳损。

2. 肌肉或肌腱撕裂的临床表现

肌肉肌腱损害常见的有颈肌扭伤、急性腰肌扭伤、慢性腰肌劳损、冈上肌腱断裂等。一般症状为局部疼痛、肿胀、压痛、功能减弱或丧失。

（1）颈肌扭伤

颈部肌肉突然收缩、扭转或睡眠姿势不良，使颈部部分肌肉处于过度紧张状态，都会导致部分肌纤维损伤，进而造成颈肌扭伤。其中，以肩胛提肌扭伤为多见，该肌的功能为提肩胛，肩胛固定时可使头后仰或向对侧仰头。睡眠姿势不良会导致该肌扭伤，俗称落枕。表现为患侧颈肌胀痛，主要在肩胛骨内上方有明显压痛。严重时可引起颈肌痉挛并有硬韧感，头颈部向一侧倾斜，当颈部前屈和向健侧弯曲旋转时疼痛加重，其他肌肉扭伤时也会出现不同部位的压痛。本症发病急、病程短，无骨质病变，且无感觉和肌力减弱等症状。

（2）腰肌损伤

腰肌损伤可分为急性扭伤和慢性劳损。

①急性腰肌扭伤。急性腰肌扭伤通常为突然扭转腰部或负重而引起的腰背筋膜、骶棘肌等软组织扭伤或部分肌纤维撕裂。扭伤后立即出现腰部剧烈疼痛，不能直腰，而强直于某一体位，腰部屈伸和旋转均感困难，甚至不能坐立与行走。腰骶部及腰部一侧或两侧骶棘肌疼痛且有肌肉痉挛性僵硬。髂后上棘、骶椎或腰椎横突附近有明显压痛，损伤严重时有深部出血，出现局部肿胀。

②慢性腰肌劳损。本病比较多见，多因急性腰肌损伤未能及时治疗或治疗不当，致使组织周围的渗出液纤维化，使肌肉、韧带及筋膜等互相粘连，而遗留的慢性腰痛。或由于职业关系长时间弯腰工作，使腰肌处于紧张的不良状态，引起累积性轻微损伤，而造成的慢性腰肌劳损。患者一般会感到腰部酸痛沉重，腰部活动稍受限制，在工作中，这些症状不会引起注意，但在工作后会感觉到腰痛，特别在工作劳累后或阴雨天更觉腰痛加重。急性发作时，可出现腰肌紧张及明显压痛。

（3）冈上肌肌腱断裂

冈上肌被斜方肌和三角肌所覆盖，为组成肩袖肌的一部分，功能为使上肢的外展启动。冈上肌肌腱断裂多见于40岁以上的重体力劳动者。肌腱断裂时仅有轻微疼痛，有时可听到响声，同时肩部无力，肩峰下有局限性压痛。做肩外展动作时感到困难，常表现为耸肩现象，外展最多达70°，如果以外力帮助使肩外展超过90°，则上臂又可继续上举。

3. 肌肉或肌腱撕裂的治疗方法

肌肉肌腱损伤的治疗，应根据损伤的程度、损伤的肌肉肌腱对肢体所起的功能而决定。如单纯扭伤，一般应卧床休息，予以按摩、理疗，必要时内服镇痛及舒筋活血的药物，并做功能锻炼等，均能逐渐恢复。对于部分肌肉或肌腱断裂，原则上以非手术疗法为主，应用石膏或夹板等将患肢固定在损伤肌肉松弛位，并服用镇痛消肿药物，3周后再进行理疗和锻炼。肌肉或肌腱完全性断裂，则必须在早期进行手术修复缝合，用石膏外固定4～6周，而后进行按摩、理疗，并主动和被动地练习关节功能。

（七）筋膜炎

筋膜炎又称纤维组织炎，是一个综合的概念，为发生于肌筋膜的一种非特异性炎症。可发生于全身各个部位，多见于腰部、髂骨后嵴及肩胛区域。对有些下腰痛患者在骶棘肌的表面或在髂嵴肌附着处可扪及多个小结节，伴有疼痛及压痛，有时也可以在臀部发现。

1. 筋膜炎的病因

目前，筋膜炎的病因尚不明确，可能与受寒、创伤、免疫因素和血管炎症有关。风寒侵袭、疲劳、外伤或睡眠位置不当等容易诱发筋膜炎的急性发作，相关研究工作有待进一步深入。相关学者对全球范围内的筋膜炎发病情况进行长期的观察，但由于没办法进行历史回溯，对发病影响因子的权重未获得显著的结论，但我们在影响因子的种类方面获得了一定的研究成果。

2. 筋膜炎的临床表现

筋膜炎多表现为发病部位疼痛，多为酸痛不适、肌肉僵硬板滞或有重压感。晨起或天气变化及受凉后症状加重，活动后则疼痛减轻，常反复发作。当急性筋膜炎发作时，局部肌肉紧张、痉挛、活动受限。如果在急性期没有得到彻底的治疗就会转入慢性，或者患者受到反复的劳损、风寒等不良刺激，也会反复出现持续或者间断的慢性肌肉疼痛、酸软无力等症状。体检时可在患处触摸到固定压痛点,位置常固定在肌肉的起止点附近或两组不同方向的肌肉交接处,压痛点深部可摸到痛性硬结或痛性肌腱。

3. 筋膜炎的诊断方法

(1)背部肌筋膜炎

背部肌筋膜炎主要发生于肩背部肌肉、筋膜,因有肩背和颈部症状,易与颈椎病相混淆。表现为颈、肩、背部疼痛不适,持续存在或反复发作,劳累后加重,颈部活动时有牵扯感和不适,但多无明显活动障碍。体内慢性炎症病灶如慢性泪囊炎、龋齿、上呼吸道感染,或其他引起发热的炎症,以及气候改变、寒冷潮湿及身体过度劳累等均为诱发因素。

(2)足底筋膜炎

大家常说的足底筋膜炎是发生在足部的炎性疼痛,医学上称为足跖筋膜炎。足底筋膜炎多为长时间走路(如登山、徒步、逛街等)引起的足底慢性损伤。此外,鞋跟太硬、常穿高跟鞋等也会造成对足跟的压迫,加重足底损伤。多是单脚发病,除足跟疼痛外,"另有10%的患者感到足弓或前足疼痛"。[①] 晨起当脚刚接触地面准备站起来的瞬间,疼痛非常剧烈,稍加活动可减轻,行走一段时间后又加重。

(八)滑囊炎

滑囊炎是指滑囊的急性或慢性炎症。滑囊是结缔组织中的囊状间隙,是由内皮细胞组成的封闭性囊,内壁为滑膜,有少许滑液。少数与关节相通,位于关节附近的骨突与肌腱或肌肉、皮肤之间。凡摩擦力或压力较大的地方,都可能有滑囊存在。许多关节的病变都可以引起该病。

1. 滑囊炎的形成原因

滑囊炎可以由损伤引起,部分是直接暴力损伤,有些滑囊炎是由于关节屈、伸、外展、外旋等动作过度,经反复、长期、持续的摩擦和压迫,滑囊产生劳损引起的。滑囊可因磨损而增厚。另外,感染病灶所带的致病菌可引起化脓性滑囊炎、痛风和膝关节部位的髌前滑囊炎等。此外,滑囊炎还可能与肿瘤有关。

---

① 张宝峰,孙晓娜,胡敬暖. 骨科常见疾病治疗与康复手册[M]. 北京:中国纺织出版社,2021:68.

2. 滑囊炎的临床表现

（1）急性滑囊炎

急性滑囊炎的特征是疼痛、局限性压痛和活动受限。如为浅部滑囊受累（髌前及鹰嘴），局部常红肿，化学性或细菌性滑囊炎均有剧烈疼痛，发作可持续数日到数周，且多次复发。

（2）慢性滑囊炎

慢性滑囊炎是在急性滑囊炎多次发作或反复受创伤之后发展而成的。由于滑膜增生，滑囊壁变厚，滑囊最终发生粘连。常伴随疼痛、肿胀和触痛，严重者可导致肌肉萎缩和活动受限。

（3）肩峰下滑囊炎

肩峰下滑囊炎表现为肩部局限性疼痛和压痛。尤其在外展 50°～130° 时更加明显。

（4）损伤性滑囊炎

损伤性滑囊炎较多见，呈慢性，常在骨结构突出部位，因长期、反复摩擦和压迫而引起。它常在慢性滑囊炎基础上突发，损伤较大时，可伴有血性滑液渗出。

（5）感染性滑囊炎

感染性滑囊炎通常由创伤直接感染引起，也可能由钝性创伤、皮肤伤口或关节重复压力导致。

（6）痛风性滑囊炎

痛风性滑囊炎易发生于鹰嘴和髌前滑囊，滑囊壁可发生慢性炎症性改变，并有石灰样沉淀物沉积。患者多有慢性损伤史和与致病相关的职业史。关节附近的骨突处有呈圆形或椭圆形，边缘清楚、大小不等的肿块。急性者疼痛、压痛明显，慢性者的症状较轻，患肢有不同程度的活动障碍。若继发感染，则会有红、肿、热、痛的表现。

（九）滑膜炎

滑膜发炎表现为关节内过度分泌滑液，通常由创伤造成。膝关节滑膜炎是一种无菌性炎症，是由膝关节扭伤和多种关节内损伤引起的。滑膜的功能异常会导致关节液无法正常生成和吸收，膝关节就会产生积液。滑膜的形态改变还会侵袭膝关节软骨，不及时治疗会导致膝关节骨性关节炎，存在一定的致残风险。

1. 滑膜炎的形成原因

（1）急性外伤

青壮年滑膜炎多由急性创伤和慢性损伤导致。急性外伤包括：膝关节扭伤、半月板损伤、侧副韧带或交叉韧带损伤，常伴有关节内积液或积血，表现为急性膝关节外伤性滑膜炎。

（2）骨质疏松

老年人多发滑膜炎，主要是由于软骨退化与骨质增生产生的机械性刺激，继发滑膜水肿、渗出和积液等。

（3）膝关节劳损

滑膜炎有时也可由单纯膝关节滑膜损伤或长期慢性膝关节劳损导致，可使膝关节逐渐出现肿胀和功能障碍，进而形成慢性膝关节滑膜炎。

（4）感染

一般来讲，滑膜内血管丰富，血液循环良好，对细菌抵抗力较强，但在感染结核菌的情况下，病情进展较缓慢，其症状表现时好时坏。

2. 滑膜炎的临床表现

膝关节滑膜炎并没有年龄的限制而是在任何年龄阶段都会发生。对于年轻人来说，他们通常会有较大的运动量，因此，在运动中容易因为膝关节受到打击、扭转、运动过度后，发生肿胀、疼痛、活动困难、走路跛行、局部皮肤温度高、皮肤肿胀紧张等情况。

（十）肌肉痉挛

肌肉痉挛是神经肌肉异常兴奋引起肌肉不自主、无征兆的过度收缩，发作时表现为肌肉明显压榨样收缩，疼痛难忍，可持续数秒或数十秒，后逐渐缓解，可残留局部痛感。

1. 引起肌肉痉挛的常见原因

（1）疲劳

身体疲劳时，肌肉的正常生理功能会改变，此时肌肉中会有大量的乳酸堆积，而乳酸会不断地刺激肌肉，引起肌肉痉挛。

（2）电解质不平衡

运动中大量出汗，特别在炎热的气候下，会造成电解质的大量流失。汗的主要成分是水和盐，而盐和肌肉收缩有关，流失过多的盐会使肌肉兴奋引起肌肉痉挛。

（3）寒冷的刺激

受到寒冷的刺激，如游泳时受到冷水的刺激，特别是准备活动不充分的情况下，肌肉容易产生痉挛，主要原因是肌肉会因寒冷而兴奋性升高。

2. 肌肉痉挛的临床表现

痉挛会使皮肤、筋膜、肌肉或关节囊缩短或收紧。这种剧烈的肌肉收缩，在某种意义上是一种保护性的反射，即保护一个区域免于进一步的活动以让其有时间恢复。中枢神经系统的疾病、急性传染病、过度疲劳、张力障碍等，都会导致肌肉痉挛。无论哪种情况，需要做的都是休息，以避免进一步的损伤。

3. 腿部痉挛的处理方法

①在游泳过程中，发生小腿抽筋时，一定不要慌张，先深吸一口气，把头潜入水中，使背部浮在水面，两手抓住脚尖，用力向自身方向拉。一次不行，可反复几次，肌肉就会慢慢松弛而恢复原状。如果强行上岸，往往会适得其反。

②在日常生活中，小腿抽筋时，可迅速地掐压手上合谷穴和上嘴唇的人中穴。掐压 20～30 秒之后，其有效缓解率可达 90%。

③当腿抽筋时，脚背要用力往上翘至最大幅度，并固定在此位置上，一般在 30 秒内即可解除痉挛。然后保持脚背上翘位置约 3 分钟，以巩固疗效。

④用手掌根部按摩小腿内外两侧，掌根相对用力并按揉腓肠肌部，约 2 分钟可解除小腿胀痛。

⑤用热水袋局部热敷，也可帮助消除肌肉痉挛。对身体缺钙而引起的腿部肌肉痉挛，需要请医生指导如何补充钙质。

第二节 运动损伤分类

一、根据运动损伤的组织部位分类

一般情况下，运动损伤根据特定的组织部位来进行分类，如软组织损伤、关节软骨损伤、神经损伤、血管损伤等。许多关于运动损伤的理论也是基于这种分类方法。

针对运动损伤的部位进行分类，可以更精确地描述损伤情况，这对于治疗和预防再次损伤至关重要。

二、根据运动损伤的程度分类

（一）轻度损伤

轻度损伤是指在运动过程中遭受的轻微伤害，这种伤害不会对工作或运动能力产生明显影响，运动员在接受队医简单处理后可以立即返回赛场。即使轻度损伤不会妨碍我们继续进行体育活动，但我们仍需要认识到损伤确实存在。如果不适时停止活动并进行休息，可能导致损伤加重，甚至逐渐恶化为过劳损伤，即我们通常所提及的老伤，其潜在危害绝不能忽视。在实际生活中，许多健身爱好者在进行体适能训练时，往往会在一定程度上忽视运动过程中产生的轻微损伤，导致这些损伤逐渐累积，严重时可能难以痊愈。

（二）中度损伤

中度损伤是指在进行运动时遭受的情况较为严重的损伤，导致伤者运动能力丧失的时间超过 24 小时。轻度损伤可以通过休息来逐渐康复，而中度损伤则需要专业治疗，无法仅仅依靠休息来恢复。由于需要接受专业治疗，因此，受伤的运动员会格外关注中度损伤，并在充分休息后再恢复训练。

（三）重度损伤

重度损伤对运动员的影响较大，情况严重者需要进行长期住院治疗，甚至可能危及其运动生涯。通常情况下，重度损伤是由意外事件造成的，如在体操比赛中，一些运动员因着陆不当而遭受了严重的运动损伤。

在日常体适能运动中，教练应该时刻保持安全意识，并定期检查器械设备，以预防意外情况的发生。我们必须对运动损伤保持清醒的认识，重大伤害所带来的影响是非常严重的。除此之外，我们还需要考虑运动员的健康状况，以确保其在参加高强度运动时不会受到意外伤害，尤其是在其服用特殊药物或身体不适的情况下。

三、根据运动损伤后皮肤黏膜的完整性分类

（一）开放性损伤

开放性损伤是指受伤部位皮肤或黏膜的完整性受到破坏，形成直接与外部环境相接触的伤口，如擦伤、刺伤、裂伤及开放性骨折等。开放性损伤的一个显著特征是伤口容易出血，在严重情况下可能有失血过多的风险。一些激烈的竞技运动，如拳击比赛、篮球比赛等，通常容易造成开放性损伤，相反，日常体适能锻炼通常不太容易导致开放性损伤。

（二）闭合性损伤

闭合性损伤是指受伤部位的皮肤和黏膜没有损坏的一类损伤。这种损伤包括挫伤、肌肉拉伤、关节扭伤、闭合性骨折和关节脱位等。尽管闭合性损伤并没有造成皮肤和黏膜明显的破损，但这并不代表闭合性损伤造成的伤害较小。在某些情况下，闭合性损伤所造成的伤害可能更为严重，治疗起来更加困难。在日常锻炼中，撞伤、拉伤都是常见的闭合性损伤，健身教练需要具备丰富的经验来处理健身者的这种损伤。

四、根据运动损伤的病程分类

（一）急性损伤

急性损伤是指瞬间遭受直接暴力或间接暴力所造成的损伤，如踝关节扭伤。急性损伤的症状如果没有得到处理，组织继续承受压力，可能变成慢性损伤。例如，一个人踝关节扭伤，如果没有进行适当的治疗，那么此人的脚踝很可能会再受伤。

（二）慢性损伤

慢性损伤是指局部过度负荷、多次微细损伤积累而成的损伤，或因急性损伤处理不当转化成的陈旧性伤，如疲劳性骨膜炎。当身体的某一部位在过长时间里过度、反复地受压，则受影响的组织可能衰退，这种衰退将导致慢性损伤。

慢性损伤不是由急性损伤引起的长期或复发的骨骼肌肉问题，痛苦的症状可

能持续数月而没有好转。对慢性损伤比较直观的理解可以对照体力劳动者的职业病，因为长期从事固定的体力劳动，使得身体特定部位长期承受过度压力，进而产生慢性损伤。

慢性损伤开始时仅在大运动量训练后出现，若未及时采取措施，则症状逐渐加重，在中、小运动量训练后也可出现。

五、根据损伤与运动技术和训练的关系分类

（一）运动技术损伤

运动技术损伤和运动技术特点有着紧密的联系。只有少部分的运动技术损伤是急性伤，如投掷时肱骨骨折，体操和技巧运动中的跟腱断裂等。运动技术损伤大多数是过劳伤，如网球肘、投掷肘、跳跃膝等。造成运动技术损伤的原因包括不正确的技术动作和不合理的训练方法等。

（二）非运动技术损伤

非运动技术损伤通常是由意外事件引起的，如挫伤、骨折、韧带扭伤等。这些损伤与运动技能水平的关系不大，主要是由运动过程中的意外因素导致的。不规范的运动技术会显著提升非运动技术损伤发生的可能性。

在所提及的分类方法中，后三种通常适用于业余体校、体院和集训队。在运动实践中，通常无法通过常规的分类方法来准确评估受伤的严重程度。这是由于在运动训练中，许多损伤在非运动状态下是没有症状的，并不会对正常生活造成影响。一般来说，医生会将这种损伤分为轻伤或者不算损伤，但运动技术损伤会在很大程度上阻碍训练的正常进行和运动成绩的进步。例如，早期的髌骨软骨病，只有在增加活动强度时才会出现膝盖疼痛的状况，而在强度较小的活动中则不会感到疼痛，这种损伤属于中度伤，建议减少膝关节的运动量。在这种情况下，按照通常的分类方法来指导实践可能得出可以继续正常训练的结论，然而，这最终可能导致损伤的进一步加剧。后两种分类方法的优势在于其更具实用性，可以更准确地估计损伤后果，并提出预防和训练安排的措施，特别适合教师和教练使用。

第三节 常见运动损伤的病理

为了让广大健身教练更好地理解运动损伤，提升运动损伤预防意识，更好地为健身爱好者服务，我们对软组织损伤、关节损伤、肢体末端损伤、骨折修复、周围神经损伤和血管损伤的病理变化过程进行分析，让健身教练做到知其然也知其所以然。

一、软组织损伤的病理变化过程

在日常体适能训练活动中，软组织是最容易受伤的部位。广义上说，软组织包括除骨骼以外的其他所有组织。我们通常根据受损周围区域的皮肤或黏膜是否完整来划分软组织受损的情况，一般可分为闭合性软组织损伤和开放性软组织损伤。闭合性软组织损伤是指损伤部位皮肤依旧是完好的，伤害仅限于皮下组织内部，受伤部位不与外界有直接接触，损伤的病理变化仅限于皮下。挫伤、扭伤、拉伤、震荡伤等是常见的闭合性软组织损伤类型。闭合性软组织损伤可以根据发病缓急分为急性和慢性两种类型的损伤。开放性软组织损伤是指受伤部位的皮肤或黏膜发生破裂，导致伤口直接暴露在外部环境中，受伤处通常会有组织液或血液渗出，这种情况常见于擦伤、撕裂伤、刺伤、切伤等。

（一）闭合性软组织损伤的病理变化过程

1. 急性闭合性软组织损伤的病理变化过程

急性闭合性软组织损伤是由所受到的外部伤害导致软组织产生病理变化，从而产生临床症状。在一般情况下，持续时间不超过3周的损伤被传统医学定义为新伤，其症状包括局部疼痛、肿胀及肢体功能受到不同程度的限制，如挫伤、扭伤、拉伤等。这种类型的损伤通常是突然产生的，病程较短，病理变化、临床症状和体征都相对明显。

当人体受到较大程度的暴力冲击时，会导致局部组织受损，可能发生组织的撕裂或断裂，使得组织中的小血管破裂出血，从而形成血肿。在止血后，会引发组织的炎症反应。在这个过程中，坏死组织会被蛋白水解酶分解，分解产物会导致受损处局部的小血管扩张和充血，并且增强血管的通透性，造成血管内的液体、蛋白质和白细胞穿过血管壁形成渗出液。当伤口周围的淋巴管受损导致损伤性阻塞时，淋巴循环会受到影响，使伤口渗出的液体无法正常排出，进而造成水肿。这会导致组织肿胀加剧，压迫周围神经并引发牵扯性刺激，从而加剧局部疼痛感。皮肤组织受到损伤时，损伤处会有疼痛感，并可能引起肌肉痉挛，导致受损组织的功能受损，呈现出早期损伤的红肿热痛和功能障碍等急性炎症症状。局部发红、感觉热等症状是由于炎症引起局部血管扩张，而肿胀则是血管扩张和渗出物质所致。同时，疼痛是因为组织内压增加和缓激肽等物质的作用。这些症状可能导致组织功能的受损。

在受伤后4～6小时，血肿和渗出液会开始凝固并形成凝块。在受伤后24小时左右，伤口周围开始形成肉芽组织，里面包含新生的血管和纤维细胞，它们会逐渐进入受伤部位并将凝块吸收。同时，渗出的白细胞会逐渐清理坏死组织。身体周围的健康细胞通过繁殖产生新的细胞和组织，以替代受损组织，促使受损组织逐渐康复的过程被称为再生。重新生长的组织在结构和功能上与原始组织完全一致。不完全再生也称为瘢痕修复，当缺失或受损的组织无法被结构和功能相同的组织重新替代而只能被肉芽组织替代时就会形成瘢痕。

损伤组织能否完全再生，由组织本身再生能力的强弱和损伤的严重程度决定的。组织的再生能力与伤者的全身或局部状况有关，若年龄小、营养良好、健康和功能状况及局部血液供应较好，则组织再生能力较强，反之则再生能力较弱。

2.慢性闭合性软组织损伤的病理变化过程

慢性闭合性软组织损伤是由于急性损伤未得到及时恰当的治疗，或由于致伤因素反复多次的作用，致使软组织逐渐发生病理改变而形成的伤病，一般受伤时间超过3周的，传统医学称为陈伤或旧伤，表现为局部疼痛、活动受限等。例如，腰背肌肉筋膜炎、末端病、髌骨软化症等。这类伤病发病缓慢，症状逐渐加重。其病理变化过程大体可分为3个阶段。

（1）早期阶段

由于局部长期负荷过度，神经调节功能发生障碍，组织内合成和分解失衡，组织中糖、类脂、蛋白质的化学结构发生改变，但在组织形态上无明显变化。患者尚无不良感觉，或仅有局部酸胀感，因此该类损伤常被患者忽视。若能得到及时有效的处理，该类损伤可很快康复。

（2）中期阶段

组织中的糖、类脂、蛋白质的化学结构长时间遭到破坏，组织细胞营养失调，发生变性和增生。此期间伤者的局部酸胀感、疼痛感出现，但完成准备活动后常可消失，运动结束后症状又出现。检查时可发现伤部组织弹性较差，有硬结或条索状物。

（3）晚期阶段

此期局部小血管发生类脂样变，管腔变窄，造成血液循环障碍，使局部组织缺血。若血管损害较重，或产生血栓，血流被阻断，可引起局部组织坏死。此期间伤者的疼痛加重，局部温度下降，有发凉的感觉。

（二）开放性软组织损伤的病理变化过程

开放性软组织损伤的主要特征是皮肤黏膜受损，即皮肤出现了伤口，医学上称为创面。为了帮助伤者迅速康复，我们需要熟悉开放性软组织损伤的基础知识，以便有效处理伤者的伤口，加速其愈合。

1. 伤口愈合的过程

伤口愈合是经过结缔组织的修复、伤口收缩和上皮生长来完成的，具体内容如下。

（1）结缔组织的修复

结缔组织是人和高等动物的基本组织之一，由细胞、纤维和细胞外间质组成。细胞有巨噬细胞、成纤维细胞、浆细胞、肥大细胞等。纤维包括胶原纤维、弹性纤维和网状纤维，主要有联系各组织和器官的作用。基质是略带胶黏性的液质，填充在细胞和纤维之间，为物质代谢交换的媒介。纤维和基质又合称间质，是结缔组织中最多的成分。结缔组织具有很强的再生能力，创伤的愈合多通过它的增生来完成。

结缔组织又分为疏松结缔组织（如皮下组织）、致密结缔组织（如肌腱）、网状组织、脂肪组织等。结缔组织起源于胚胎时期的间充质。间充质由间充质细胞和大量稀薄的无定形基质构成。间充质细胞呈星状，细胞间以突起相互连接成网，核大，核仁明显，胞质弱嗜碱性。间充质细胞分化程度低，在胚胎时期能分化成各种结缔细胞、内皮细胞、平滑肌细胞等。成体结缔组织内仍保留少量未分化的间质细胞。

结缔组织的修复过程可以细分为渗出期、纤维组织形成期和瘢痕形成期3个阶段，但各个阶段之间不能截然分开，而是一个连续的过程。

①渗出期。损伤引起组织的基本病理变化是炎症反应，是机体对各种致炎刺激物引起的损害所产生的一种非特殊防御反应，其目的在于控制、消灭或排斥外来的致病因子或因伤致死的细胞。机体受到刺激的瞬间，局部小动脉收缩，组织出现一过性缺血。随着机体对刺激的适应，小动脉、小静脉和微血管相继扩张，使局部血管充血，血流加速，导致皮肤潮红和局部组织水肿。长时间的充血、缺氧和一些代谢产物对血管内皮细胞的损坏，以及静脉回流负荷过大等，均会导致小动脉、小静脉和微血管的通透性升高，使血浆内的一些成分渗出血管，引起组织水肿。渗出物与伤口内血液会凝集成血凝块，可使两侧创缘黏合。渗出的白细胞、吞噬细胞、抗体等有吞噬、移除和吸收作用，以清除坏死组织和杀灭细菌。上述细胞、体液的渗出，于伤后72小时达到高峰。

②纤维组织形成期。渗出期开始不久，伤口组织中的间质细胞开始分化为成纤维细胞，并不断增殖。与此同时，创缘组织中的毛细血管内皮细胞也逐渐增殖，并向血凝块内伸展，形成新生的毛细血管。成纤维细胞和新生的毛细血管一起逐渐形成肉芽组织。成纤维细胞能合成一种不溶性蛋白质，即胶原，它是修复损伤的重要材料。胶原分子经过聚合过程，形成胶原纤维。此时伤口的张力强度显著增加。胶原纤维在伤后6～7天明显出现，14天时增长达高峰。

③瘢痕形成期。随着胶原纤维的增长，肉芽组织被胶原纤维取代，变成坚硬的瘢痕组织。之后通过再成型，多余的纤维组织被分解吸收，瘢痕逐渐软化。少数患者可能因胶原纤维过度增生而形成瘢痕疙瘩。

（2）伤口收缩

伤后1～2天，伤口的全层组织自伤口边缘向中心移动，直至伤口缩小为止。伤口最大的收缩方向与伤口长轴成直角。伤口收缩可减少伤口的容积，缩短愈合时间。

（3）上皮生长

伤口充满肉芽组织时，上皮细胞则自伤口边缘向中心生长，直至创面被完全覆盖为止。因上皮细胞生长的速度有限，若肉芽创面过大，日久尚未覆盖上皮细胞的肉芽组织，会由于其毛细血管减少，血液供应不足，影响上皮生长，甚至使其处于停滞状态而形成经久不愈的溃疡。

2. 伤口愈合的类型

（1）一期愈合

一期愈合仅限于无菌手术和经过清创缝合的伤口。一期愈合需要具备的条件是创缘整齐，组织有活力，缝合后创缘对合完好并无张力，伤口内腔很小，少量肉芽组织即可充满。术后5~7天即可初步愈合，仅留有一线形瘢痕，不影响功能。

（2）二期愈合

二期愈合的伤口多形状不规则。大多数为创缘分离远而难以对合，或已有感染而不能进行缝合的伤口，需要待大量肉芽组织生长和大片上皮覆盖后才能愈合，愈合后瘢痕组织多，并会影响功能。

3. 影响伤口愈合的因素

全身营养状况不良、维生素缺乏会在一定程度上影响伤口愈合。伤口内的血肿、异物、坏死组织和无效腔过大等易诱发感染，感染产生的细菌毒素能溶解蛋白质和胶原纤维，导致出血和血栓形成，直接影响伤口愈合。当异物合并感染时，若不清除异物，往往会导致伤口反复感染并形成经久不愈的窦道。

二、关节软骨损伤的病理变化过程

运动员的关节软骨可能因突发性状况或长期持续磨损而受到损伤，这两种情况所引起的病理变化存在一定的差异。突发性损伤可能造成软骨剥脱，甚至会造成软骨的骨折。挤压和暴力行为，可能对软骨内的胶原纤维造成损害，导致软骨细胞坏死，进而使软骨病变。慢性劳损则是由于软骨长期受到程度较轻的损伤，逐渐积累而成的软骨病变。

运动员发生关节软骨损伤的部位多为膝盖、脚踝和肘部。受到损伤时可能导致同一关节表面的某些区域出现严重病变，而其他区域的损伤可能并不明显或者状态正常，因此损伤病变具有一定的差异。此外，当关节面软骨受损时，通常会引起相应部位的关节面软骨产生继发性病变。

（一）关节软骨损伤的病理变化

一般情况下，当关节软骨受到损伤后，根据受损程度和范围的不同，可能表现为从软骨失去光泽、变黄、不透明，到软骨软化，出现裂缝、剥离或翘起，有缺损、溃疡，还可能出现软骨纤维结构的改变。在显微镜下可以看到软骨细胞在受损区域呈现无序排列的现象，细胞数量减少，产生簇聚、核缩、坏死等现象。基质发生退行变化，红染或淡染，并出现裂隙和空泡等现象；胶原纤维的排列无序混乱；软骨慢慢变得纤维化和钙化，导致骨岛在软骨内逐渐形成，同时软骨层变得较薄。

（二）关节软骨损伤后累及其他组织的病理变化

1. 软骨下骨病变

局部超常压力直接传递至软骨下骨，引起软骨下骨病变，会出现一系列病理改变：骨髓纤维化，长入软骨层或腱组织，骨髓腔开放；骨髓腔内形成黏液囊肿；骨增生，骨小梁增粗，骨髓腔变窄；骨内出现软骨岛；增生骨突入软骨和腱组织内等。

2. 滑膜组织病变

损伤软骨脱落的细胞形成抗原，以及骨的病理反应刺激滑膜，使滑膜发生炎症反应。肉眼可见软骨周围正常的滑膜隐窝消失，滑膜增生充填软骨边缘隐窝或覆盖软骨，滑膜充血肥厚，绒毛增生。显微镜下可见血管增生、管壁肥厚、管腔狭窄。

3. 腱止装置病变

滑膜的病变及血液循环的改变等引起周围腱及腱止装置的病理变化。表现为腱组织肥厚变硬，类似软骨样和瘢痕样组织。显微镜下可见腱组织肥厚、纤维化、玻璃样变，腱内软骨化、骨化等一系列的病理改变。

关节软骨损伤后的这些病变相互作用，互为因果，使病变进一步加重。临床上不同病例各组织的病变过程并非一致，症状也并非单纯因软骨病变引起，各组织的病变皆能引起症状。由于关节软骨是没有血管神经的组织，单纯软骨病变早期往往没有明显症状。其症状主要由继发其他组织病变引起，这就可以解释为什么临床症状与关节软骨损伤的程度不一致。

三、末端病的病理变化过程

末端病是指肌腱或韧带止点部因劳损引起的组织变性改变。末端病在运动员中非常多见，如跳跃膝、牵拉骨骺炎等皆属此病。虽然病情不重，但严重影响运动训练及运动成绩提高。经研究证实，局部血运障碍、牵拉、关节的外伤等都可引起肌腱或韧带止点部的劳损，从而形成末端病。末端损伤多为运动技术伤，治疗与康复比较困难，因而是运动医学的研究重点。末端病的病理变化较为复杂，以髌腱腱围炎和髌腱末端病为例，介绍其病理变化。

一般表现为伤部腱及腱围组织变黄失泽，有血管侵入。光学显微镜显示：轻者，正常腱的波浪状纤维排列消失。重者则出现玻璃样变、纤维变，有血管及脂肪组织侵入腱内。个别病例腱中出现软骨岛或骨岛，或血管周围有小红细胞浸润。腱围组织中有怒张的血管，或毛细血管动脉化及硬化。腱围组织水肿并与腱紧密粘连在一起。纤维软骨带有血管侵入，可有软骨团出现。钙化软骨层潮线增厚，个别在光学显微镜见撕脱骨折。骨组织有骨髓腔纤维变，有的有腱腔开放，开口进入钙化软骨层等多种病理变化。

腱内出现软骨岛及骨岛，脂肪组织出现异位化骨，可能与外伤引起的局部细胞因子或生长因子的作用有关。目前，已经证实其形成可能与骨形态发生蛋白（BMP）有关。因此，其预防及治疗除考虑运动量及强度的合理安排外，局部各种细胞因子及生长因子的出现也应予以考虑。

四、骨折修复的病理变化过程

骨折的修复过程通常包括血肿机化期、原始骨痂期和骨痂改造期三个阶段。这三个阶段之间并没有一个明显的界限来进行区分，而是相互交织逐渐变化的。

（一）血肿机化期

在骨折后，周围组织的血管受损会导致出血，在骨折处断端之间及周围会产生血肿。在受伤后4～6小时，血液会开始凝结形成血块，并在受伤部位引发炎症反应。随着红细胞破裂和纤维蛋白渗出，毛细血管开始增生，同时有成纤维细胞、吞噬细胞和巨噬细胞进入受损区域。随着时间的推移，血肿逐渐变得机化，肉芽组织转变为纤维连接组织，从而促进骨折部位的初步愈合，最终形成纤维化骨痂。这一过程一般会在骨折发生后的2～3周内完成。

（二）原始骨痂期

骨折后 24 小时内，骨折断端处的外骨膜开始增生、肥厚，外骨膜的内层即生发层中成骨细胞增生，产生骨化组织，形成新骨，称骨膜内骨化。新骨的不断增多，紧贴在骨皮质的表面，填充在骨折断端之间，呈斜坡样，称外骨痂。在外骨痂形成的同时，骨折断端髓腔内的骨膜也以同样的方式产生新骨，充填在骨折断端的髓腔内，称内骨痂。内骨痂由于血运供给不佳，故生长较慢。内外骨痂的不断生长，逐渐接近而会合。

在骨折两断端间隙内尚有中间骨痂，为血肿外围的成骨细胞或成软骨细胞的侵入，通过软骨内骨化而产生新骨。软骨内骨化复杂而缓慢。

由此看来，骨性骨痂主要是经膜内化骨形成（外骨痂为多，内骨痂次之），其次为软骨内化骨（中间骨痂），它们的主要成分为成骨细胞，其次为成软骨细胞，均来自外骨膜深层和内骨膜。所形成的内外骨痂，沿着皮质骨的髓腔侧和骨膜侧向骨折线生长，彼此会合。外骨膜在骨痂形成中有较大的重要性，因此在治疗中任何对骨膜的损伤，如手术整复、粗暴手法复位或过度牵引等均对愈合不利。

新形成的骨痂中的血管，连同破骨细胞和成骨细胞侵入骨折端，一面清除坏死骨组织，同时也形成活的骨组织，如此交替进行。骨样组织逐渐经过钙化而成骨组织。当内外骨痂和中间骨痂会合后，又经过不断钙化，其强度足以抵抗肌肉的收缩、成角、剪力和旋转力时，则骨折已达临床愈合，一般需 4~8 周。

此期完成时骨折局部无水肿及压痛。无异常活动。X 线片可见膜内骨化部分两端已会合，软骨内骨化也连成一体。整个骨痂成梭形。骨折线仍可见。此时骨折已达临床愈合。

（三）骨痂改造期

根据功能的需要，梭形膨大的骨性骨痂可进一步改造，多余的骨痂逐渐被吸收，不足的部分长出骨痂，骨小梁的排列方向逐渐恢复正常，骨髓腔重新开放，经过一定时间后，可以完全恢复骨的正常结构和功能。

在骨折的治疗过程中，正确的复位与固定是十分重要的，另外还要重视全身和患部肌肉、关节的适当活动，以便更好地促进骨折的愈合。

五、周围神经损伤的病理变化过程

（一）周围神经损伤的原因和类型

1. 周围神经损伤的原因

①牵拉：如臂丛损伤，可为轴索断裂。

②切断：如开放性损伤中的刺伤、切伤，有时可导致周围神经被切断。

③缺血：如前臂或小腿的间隔综合征等。

④压迫：如射击运动员桡、尺神经麻痹，止血带麻痹等。

2. 周围神经损伤的类型

周围神经损伤依病理不同一般分为 3 类。

①神经功能传导障碍：无明显病理改变，运动障碍明显，感觉迟钝。多于伤后 4～6 周恢复。

②轴突断裂：轴突断裂较神经失用损伤更为严重，轴突在鞘内发生断裂，神经鞘膜保存完好，多见于严重的闭合神经挤压伤，如肱骨干骨折所致的桡神经损伤。轴突断裂时，损伤部位以神经支配的远端运动、感觉和自主神经功能全部丧失，并发生沃勒变性。由于神经膜保持完好，轴突再生时一般不会发生迷路，其神经功能恢复接近正常，但在神经被牵拉的部位，尤其臂丛神经，可能由于扭转力的关系，被扭转的神经出现结构瓦解，再生时出现轴索迷路，因而交叉支配会不可避免地发生。轴索再生速度，成年人每天约 1 mm，儿童为 2mm。其再生能力与损伤部位至效应器间的距离以及成人的年龄等有关。

③神经断裂：神经完全断裂时须手术修补。

（二）周围神经损伤的病理

1. 组织结构的退行性改变

运动神经细胞位于脊髓前角，感觉细胞位于脊髓两旁神经节。神经干主要由神经纤维束组成。轴索是神经元的主要突起之一。髓鞘包绕在周围，外有雪旺氏鞘。髓鞘分节，节间的狭窄部为郎飞结。如为无髓神经则雪旺细胞紧贴纤维。神经断后，细胞与其纤维分离，神经近端离伤位最近的一节，其轴索及雪旺细胞呈截断变，分裂成许多节段。神经的远端也出现截断改变，波及整条神经且逐渐被吞噬消失。如果损伤在根部，神经细胞也常有变化，表现为染色质溶解甚至完全毁灭。

2. 假性神经瘤

神经断后，近端再生的神经纤维乱穿，如未穿向远端，则被雪旺细胞包围成结。远端只有雪旺细胞增殖，也会成结。二者均称假性神经瘤。

3. 神经再生

在神经伤断后修复时，髓鞘先接合，然后神经纤维长入远端髓鞘，多少不等，但通常只有一条长入远端，并最后变粗。神经损伤修复后，其再生速度平均每日以 1～2 毫米计算。

六、血管损伤的病理变化过程

血管损伤通常是由尖锐物切割或穿刺而引起的，常伴随严重的四肢开放性损伤、关节脱位或骨折等损伤一同发生。当肢体受到挤压时，通常不会直接导致血管损伤，但由于挤压形成的肿胀等，可能进一步造成受伤的肢体缺血或产生继发性血管栓塞，这种情况与血管损伤发生的机制相似。

血管损伤的诊治是否及时和恰当，对于受伤肢体的保留、功能的恢复程度及生命安危有着直接影响。如果只是单纯的血管损伤，只要及时进行治疗，是比较容易痊愈的。但如果当血管损伤与其他损伤一同发生时，应谨慎地对血管损伤的情况进行判断，以免延误最佳治疗时机而导致严重的后果。

（一）血管损伤的机制

引起血管损伤的原因有两种：直接外力和间接外力。

由尖锐物切割或穿透皮肤及皮下组织，造成血管的部分或完全破裂，这种直接损伤被称为开放性损伤。由于血管部分破裂，这时管壁有一部分连接在一起，单纯依靠血管的收缩不能使受伤处的裂口闭合，因此出血严重，在皮下和肌间隙形成较大的血肿，可能导致休克。有时候，血凝块可能堵塞破裂的血管，但血管仍然可以继续通血，因此肢体远端可能不会出现缺血症状。因此，发生这类损伤时需要进行仔细检查，以免发生漏诊的情况。

血管损伤也可能是冲撞、挤压、牵拉等原因引发的，这种通常为闭合性损伤。血管壁的受损程度与钝性外力的严重程度相关。轻微的损伤可能导致血管内膜受损，从而导致血栓的形成。在严重的情况下，可能导致血管内膜发生撕裂，形成血管壁内夹层的血肿。这会损害内膜和中层组织，导致血凝块的形成，从而堵塞血管，导致肢体缺血。这种闭合性损伤在诊断过程中难度较大，容易有误诊、漏诊的情况发生，导致错过最佳的治疗时机。

（二）病理变化过程

血管损伤后，血管本身及由该血管供血的组织会发生一系列变化。

1. 血管痉挛

血管受到外力刺激后，会产生防御性反应，发生不同程度、不同范围的血管痉挛，管壁肌层呈环形收缩。如管壁组织没有损伤，外力刺激去除后数分钟至数小时，血管痉挛多可自行恢复。若肢体远端缺血症状长时间不缓解，可能导致血管内膜损伤、血栓形成。

2. 血栓形成

当外力使血管内膜挫伤或撕裂时，由于机体的反应性保护，血小板会黏附在粗糙的内膜处，继而使红细胞、纤维素聚集形成血栓。血栓栓塞血管的远端血流减慢，易使血栓扩展蔓延，堵塞血管的分支，从而加重肢体的缺血。损伤6小时内血栓多局限在管壁损伤处，6~24小时血栓向远端延伸。血栓形成早期，手术时容易取出，数日后血栓机化与血管壁粘连则不易分离。

3. 侧支循环建立

肢体重要血管损伤，血液供应中断后，缺血组织引起机体反应，使原有侧支开放并建立侧支循环，以改善肢体缺血状况。侧支循环建立的速度及肢体耐受缺血的能力因人而异，与血管损伤的部位、损伤程度、血管床的良好与否关系也很大。锐器造成的损伤，血管损伤范围小，周围组织受破坏少，则侧支循环建立快；肢体受到挤压伤，血管损伤范围较大，血管床被破坏，加之受伤肢体肿胀加重缺血，则不利于侧支循环的建立。

第四节 运动损伤的风险因素

一、运动损伤的内在风险因素

（一）肌肉失衡

肌肉通过改变细胞形状来产生"力"，从而帮助人们完成"运动"这一动作。

换句话说，人类许多活动都依赖于肌肉运动，比如心跳、呼吸、消化和跑步等。人体的肌肉可以分为三种类型：一是骨骼肌，这些肌肉固定在人体的骨骼上，让人的四肢可以正常移动，并维持身体的平衡性；二是平滑肌，这种肌肉主要分布在内脏器官，不受人的意识控制；三是心肌，用于维持心脏的持续跳动。

肌肉平衡是指身体各部位的肌肉在运动中的协调。主动肌和拮抗肌是相对于特定动作而言的，在某些情况下它们可以相互转换。肌肉运动是由神经系统控制的，也就是说，我们的意识指挥着肌肉进行运动。在这个过程中，主动肌收缩，而拮抗肌拉伸，二者相互配合以完成动作。

当我们的身体长时间保持同一姿势或进行不合理的运动时，可能导致肌肉或肌肉群过度收缩，使拮抗肌过度拉伸并最终导致肌肉的不均衡。肌肉不均衡会对身体功能造成如下影响。

1. 影响关节活动范围

假设将一根木棒的一端固定，用两根皮筋拴住另一端，通过向左或向右拉伸皮筋可以使木棒倾斜。当两根皮筋的弹力不均衡，向左右两端拉动两根皮筋时就会给木棒施加不同的力，导致其摆动范围受到限制。肌肉失衡也是如此，当施加的力不同时就会直接影响关节的活动范围，这在日常的体适能训练中也是一种常见现象。

2. 影响体态姿势

许多人经常长时间地坐在办公桌前工作，一整天都很少进行身体活动，使得胸大肌、背阔肌、大圆肌、三角肌（前）过度收缩，而三角肌（后）、冈下肌、小圆肌等又不得不过度拉伸。随着时间的推移，不良的体态姿势对身体产生的负面影响越来越严重。体适能锻炼的一个主要目的就是改善日常生活中不良的身体姿势，同时还可以对长期久坐带来的身体损伤进行修复。

3. 影响运动习惯

人体是一个极为平衡的系统，肌肉最开始损伤的时候会以疼痛来警示。例如，肌肉的一小部分聚集导致无法拉伸，周围的纤维会拉伸来补充这部分的损失，乃至周围的肌群也会共同承担，最后建立新的平衡。试想如果你的左脚痛，当你走路的时候会不自主地用右脚着力，也就是说当你带着整个不平衡的身体做各种动作时，有时候会加重损伤，因为一部分肌肉承担得太多。

（二）骨位异常

我们所说的骨位异常，一般包括风湿性关节炎、类风湿关节炎、退变性关节炎、强直性脊柱炎、颈椎病、腰椎病、肩周炎、骨质增生、股骨头坏死。

1. 风湿性关节炎

风湿性关节炎是一种常见的结缔组织炎症，一般分为急性和慢性两种，可能反复发作且对心脏有不良影响。在临床中，这种疾病的典型症状是肌肉和关节出现游走性酸楚和疼痛。风湿性关节炎是一种变态反应性疾病，通常作为风湿热的主要表现之一，发作初期表现为急性发热和关节疼痛。

2. 类风湿关节炎

类风湿性关节炎是一种慢性全身性自身免疫性疾病，主要表现为关节滑膜炎。滑膜炎会不断地复发且持续时间较长，可能造成关节内软骨和骨骼的破坏，导致关节功能受损，严重的甚至导致残疾。血管炎病变会波及全身多个器官，因此也被称为类风湿病。

3. 退变性关节炎

退变性关节炎又称肥大性关节炎，常会引起老年人的腰痛、腿痛和关节不适，因其高发于老年人群，所以也被称为老年性关节炎。

退变性关节炎的发生主要是由于身体各部位器官和关节的退化。一些器官在中老年时会出现退化，其中包括骨骼和关节组织。退行性变化特别常见于负重的关节和频繁活动的关节。过度使用某些关节可能加速其退化。另外，受关节内骨折、糖尿病及长期不合理地使用肾上腺皮质激素等原因的影响，也有可能引发关节的退化，并加速已有损伤的恶化。

4. 强直性脊柱炎

强直性脊柱炎属风湿病范畴，是血清阴性脊柱关节病的一种，该病因尚不明确。它是以脊柱病变为主要病变的慢性病，累及骶髂关节，引起脊柱强直和纤维化，造成不同程度的眼、肺、肌肉、骨骼病变，属自身免疫性疾病。

5. 颈椎病

颈椎病又称颈椎综合征，是颈椎骨关节炎、增生性颈椎炎、颈神经根综合征、颈椎间盘脱出症的总称，是一种以退行性病理改变为基础的疾病。颈椎病主要是由于颈椎长期劳损、骨质增生或椎间盘脱出、韧带增厚，致使颈椎脊髓、神经根或椎动脉受压，引发一系列功能障碍的临床综合征。颈椎病表现为颈椎间盘退变本身及其继发性的一系列病理改变，如椎节失稳或松动、髓核突出或脱出、骨刺形成、韧带肥厚和继发的椎管狭窄等，刺激或压迫了邻近的神经根、脊髓、椎动脉及颈部交感神经等组织，并引起各种各样症状和体征。

6. 腰椎病

腰椎病是指脊柱及脊柱周围软组织急慢性损伤或腰椎间盘退变、腰椎骨质增生等原因引起的，在临床上表现为以腰痛、腰部活动受限和腰腿痛为主要症状的疾病。医学上所讲的腰椎病，涵盖腰椎间盘突出、腰椎骨质增生、腰肌劳损、腰扭伤、腰椎退行性病变、风湿或类风湿性腰痛、腰椎结核、风寒湿性腰痛、湿热性腰痛、肾虚性腰痛、颈椎病等疾患。

7. 肩周炎

肩周炎是以肩关节疼痛和活动不便为主要症状的常见病症。本病的多发年龄在50岁左右，女性患病率略高于男性，多见于体力劳动者。如得不到有效的治疗，有可能严重影响肩关节的功能活动。本病早期，肩关节呈阵发性疼痛，常因天气变化及劳累而诱发，以后逐渐发展为持续性疼痛，并逐渐加重，昼轻夜重，肩关节向各个方向的主动和被动活动均受限。当肩部受到牵拉时，可引起剧烈疼痛。肩关节可有广泛压痛，并向颈部及肘部放射，还可出现不同程度的三角肌萎缩。

8. 骨质增生

骨质增生是由于构成关节的软骨、椎间盘、韧带等软组织变性、退化，关节边缘出现骨刺、滑膜肥厚，进而出现骨破坏并引起继发性的骨质增生，最终会导致关节变形，当受到异常载荷时，就会引起关节疼痛、活动受限等症状的一种疾病。骨质增生分原发性和继发性两种。

9. 股骨头坏死

股骨头坏死为常见的骨关节病之一，大多由风湿病、血液病、潜水病、烧伤等疾患引起。股骨头坏死源于邻近关节面组织的血液供应被破坏。其主要症状是从间断性疼痛逐渐发展到持续性疼痛，再由疼痛引发肌肉痉挛、关节活动受限，最后造成严重致残而跛行。激素的应用也会导致本病的发生。

（三）损伤史

损伤史是运动损伤的一个重要风险因素。不充分了解损伤情况是导致诊疗不及时、康复不彻底、增加再次受伤风险的主要因素之一。同样，一些重度损伤可能使人无法完全恢复至以前的状态，也可能提高再次运动时受伤的可能性。

大多数人认为健身活动并不是一种危险系数很高的运动。因此，大家都普遍缺乏对预防运动损伤的重视，而健身教练应展现专业素养，在运动损伤预防方面做好充分准备。

（四）肥胖

目前，肥胖是全球范围内最重要的健康问题之一。因此，很多人进行体育锻炼都是为了管理体重。根据医学专业知识，肥胖是一种慢性代谢性疾病，是由多种因素造成的，表现为体内脂肪细胞数量和体积的增加，从而导致脂肪在整体体重中所占的比例异常升高，这些多余的脂肪会在某些区域过度堆积。单纯性肥胖一般表现为身体的脂肪分布均匀，没有内分泌问题，也没有代谢紊乱和代谢障碍性疾病的发生，这类肥胖患者，他们的家族中普遍存在肥胖病史。

肥胖将产生一系列导致运动损伤的因素，如关节承压的失衡、心肺压力增大等。一些学者认为，肥胖是除吸烟外，对身体健康危害最为严重的因素之一。

（五）关节松弛

关节松弛是四肢关节疼痛的主要原因之一。目前，关于关节松弛的研究相对较少。关节松弛是一种家族性、遗传性疾病，患者多为儿童，影响患儿肢体活动和功能。

关节松弛将使运动损伤的风险大大提升。关节松弛导致肌肉力量与关节承受力的不平衡，人们常常将强大的肌肉力量作为衡量运动力量上限的标准，这很容易导致严重的运动损伤或者过劳伤。

（六）发作性运动诱发性运动障碍

发作性运动诱发性运动障碍（PKD）是发作性运动障碍中最多见的一种类型，以静止状态下突然随意运动诱发短暂、多变的运动异常为特征。PKD 具有遗传性和散发性特征，有遗传家族史的病例约占 60%，遗传方式大多为常染色体显性遗传，有外显不全现象。

PKD 发病年龄为多在 6~16 岁，以男性多见。发作前少数患者可有感觉先兆，如受累部位肢体发麻、发凉、发紧等。发作常由突然的动作触发，如起立、转身、迈步、举手等，也可由惊吓、恐惧、精神紧张、过度换气等诱发，发作时患者表现为肢体和躯干的肌张力不全、舞蹈、手足徐动、投掷样动作等多种锥体外系症状。

人们尝试通过日常的体适能运动，来改善PKD的症状，但健身教练应该深刻理解PKD是运动损伤的重要风险因素，针对特殊群体，我们需要更为专业的知识来确保其体能运动的安全性。

（七）长短腿

长短腿就是人体下肢长短不齐，是相当常见的问题。长短腿形成原因有很多种，如外伤性骨折（车祸或意外）、神经受损导致肌肉张力不协调（如脑性麻痹、中风）、感染性疾病（小儿麻痹），但平常忽略的一些习惯会使双足压力不均，造成长短腿。

长短腿容易导致骨盆倾斜进而出现脊椎侧弯。虽然脊椎侧弯还受很多因素影响，但临床上对脊椎侧弯患者做足底压力检测时，会发现很多人双脚掌的结构是高低不均的。

（八）颈部僵硬/活动范围受限/头痛

颈部僵硬是指肌肉紧张、发胀、发硬、痉挛、运动不灵活，常由疲劳引起，颈椎病肌肉僵硬由持续性的肌肉收缩过度导致，不但使肌肉血液供应减少，也造成代谢物等聚积，引起肌肉缺血性疼痛。后脑疼痛及头顶痛可能是头部或颈椎病变引起的张力头痛。当各型颈椎病症状基本缓解或呈慢性状态时，可运用医疗保健操促进症状的进一步消除及巩固疗效，日常生活中应当注意劳逸结合，端正姿势，避免久站久坐。

（九）核心稳定性不足

核心力量训练是针对人体躯干两侧肌肉群的练习而研发的，主要包括前部肌群、后部肌群和侧部肌群。实践证明，由于躯干两侧的肌群多属于小肌肉群，运动员在实际训练中很难把握，尤其是对动作技术具有关键意义的小肌肉群，更需要通过多种方法进行练习。核心力量的训练直接影响核心稳定性，而核心稳定性是保障训练的重要前提条件。核心稳定性不足,将大大提升运动过程中的损伤概率。

二、运动损伤的外在风险因素

(一)热身不充分

在进行运动前,为了让接下来在运动过程中会用到的肌肉群先进行收缩活动,提高体温,促进血液循环,让身体各系统逐渐适应即将进行的较激烈活动,我们需要进行短时间低强度的准备活动,以减少发生运动损伤的风险。

运动前不进行充分的热身活动是引发各种运动损伤的主要原因之一。很多健身爱好者经常做的拉伸动作并不足以作为有效的热身活动。这些拉伸动作可以放松肌肉、肌腱和韧带等软组织,增强关节的灵活性,有助于预防运动损伤。然而,如果在肌肉尚未准备好进行活动时强行拉伸,不仅无法提升其柔软度,还可能导致肌肉受伤。在进行拉伸活动之前,最好先进行几分钟的热身运动。这样能够让即将用到的肌肉提前活动起来,提高肌肉温度,在此基础上正确地进行拉伸活动,可以达到提升身体柔软度的目的。

(二)忽略健康和运动安全

目前,人们越来越重视健身教练的指导和帮助作用。一些人会通过参加健身教练的课程来提高自己的运动水平,减少发生运动损伤的风险。但有一些人过于关注运动的外在效果,而忽略了健康和运动安全的重要性。在促进全民健康和增强国民体魄的大环境下,我们亟须深入进行相关研究,提升公众对运动损伤的认知水平。

(三)混淆肌肉酸痛与关节疼痛

许多运动员将肌肉酸痛看作训练之后的一个正常反应,认为只要不过度运动,正常的肌肉酸痛是可以接受的;关节疼痛则提示发生了某种程度的运动损伤。混淆这两种情况会带来严重的后果,可能导致关节受损程度加重,并最终导致慢性且无法逆转的伤害。

通常肌肉酸痛的症状在24~48小时内便会消失,许多人认为这是可以忍受的，但关节疼痛则难以承受。如果在进行某项运动或锻炼时，突然出现了尖锐疼痛，应立即停止运动，而不要迫使自己继续忍受疼痛，应该尝试调整为另一种不会引起疼痛的动作。若是在损伤康复过程中，这一点就显得特别关键。尖锐的剧痛常会引发更严重的炎症，影响受损部位的恢复。

（四）肌肉疲劳

正如疲劳驾驶容易导致交通事故，过度疲劳的体适能训练也会急剧增强运动损伤发生的可能性。肌肉在反复工作的情况下会导致做功能力下降，这种现象就是肌肉疲劳。肌肉疲劳会在以下两方面增加发生运动损伤的风险。

1. 动作变形

过度疲劳会导致体适能运动动作的变形，动作变形是引起损伤的重要因素之一。

2. 肌肉力量下降

疲劳导致肌肉力量下降，容易产生肌肉损伤或者其他意外损伤，如在平板卧推和重力深蹲过程中，由于疲劳，即使采用日常重量配置也会发生意外损伤。

（五）大量的重复运动

在体适能训练中，人们通常会进行很多重复性动作，这些动作需要设计合理且科学，因为过多的重复运动可能严重损伤关节和肌肉。

（六）中心线不当或技术差

在进行体适能运动训练时，技术动作不准确是引发运动损伤的一个主要原因，其中最主要的原因就是中心线不直。中心线区域承载着运动施加的主要力量，稳定的中心线可以有效减少躯干部分的压力，避免躯干部位产生不必要的摩擦和弯折，从而降低受伤风险。如果中心线发生偏离，力量承载会集中在关节上，此时会提升受伤的可能性。

运动损伤的一个重要原因是缺乏运动训练技巧和动作不规范。这一点在竞技体育和大众健身运动中都显得非常重要。

（七）不适合的鞋

脚部是运动训练中力量的重要支点。因此，不适合的鞋将会导致运动损伤的发生率大幅提升。例如，对于女性而言，穿高跟鞋进行体适能锻炼，就很容易崴脚，长此以往，即使不造成急性运动损伤，也会造成运动系统慢性损伤。

寻找一双适合自己的运动鞋十分重要，在条件允许的情况下，定制运动鞋是个不错的选择。

（八）环境因素

运动训练的环境因素也逐渐成为运动损伤的风险因素之一。近年来，跑步成为一项大众热衷的运动。因为简单易行，跑步得到了大众的广泛青睐。但如果长时间在 $PM_{2.5}$ 过高的环境下进行有氧慢跑，对身体的伤害是不言而喻的。因此，我们需要注重运动环境的营造，如对跑步的空间进行空气净化处理。

第二章 运动损伤的检查

第一节 运动损伤的一般检查

要准确判断患者是否发生了运动损伤,需要进行细致且系统的检查,包括病史采集、视诊、触诊、叩诊、一般活动检查、特殊检查,并在必要时进行影像学和超声检查。本节重点介绍病史采集、视诊、触诊的内容。

一、病史采集

病史采集是进行诊断和评定的重要依据。在进行病史采集时,医生会通过听取患者的描述来了解患者的症状、疾病史、家族病史等相关信息。

病史采集需要按照特定顺序进行,医护人员需要引导患者详细叙述受伤过程及损伤对身体的影响。病史采集通常包括以下七个方面。

(一)一般状况

包括患者的年龄、职业、就诊原因、损伤过程及症状表现等。

(二)异常表现

医护人员应尽可能要求患者详细描述身体异常表现所在的具体部位,症状发生时间、位置、深度、性质、强度,以及与现有症状之间的关系。

(三)日常活动对症状表现的影响

医护人员应记录患者容易激发、加重或缓解症状的动作,描述症状的严重程度或易受激发的情况。了解患者 24 小时的行为状况和日常活动对症状的影响。

（四）既往史

医护人员应了解患者出现每个症状的既往史：它是如何开始的，什么时候开始的，是否出现过变化等。

（五）就医情况

医护人员应了解患者在就诊前做过何种处理，治疗效果如何等。

（六）家族史

医护人员应了解患者家庭情况、工作环境、家庭成员的病史等。

（七）其他问题

医护人员应问清楚患者的服药情况（激素类药物、抗凝药物等），是否有不明原因的体重下降、风湿性关节炎、脊髓炎、马尾综合征、眩晕或伴有其他疾病。

需要强调的是，在病史采集的过程中医护人员应对疼痛进行详细了解，如疼痛的强度、深度、性质、时间及频率；疼痛是表现为间歇性疼痛、周期性疼痛还是持续性疼痛；疼痛是否会因为某些因素减轻或加剧等。

二、视诊

视诊即望诊，检查者通过观察可以发现患者是否局部结构异常或连续性功能异常，从而取得相关有效信息。视诊应在独立的检查室中进行，患者应尽可能暴露检查部位。

大多数视诊是在站立姿态下对患者进行姿势评估，辨识患者身体上的非对称情况，判断其是否与出现的症状有关。局部视诊是指对患者的异常或不适区域进行观察，观察是否存在局部肿胀、畸形、萎缩、突起、凹陷、异常活动、皮肤瘢痕、静脉曲张及皮肤颜色变化等。应准确形象地描述畸形、肿胀，以及肿块的部位、性质、形状、大小及变化等。注意双侧对比，必要时需要反复检查。

视诊是从患者走进治疗室时就开始的。在患者无意识的情况下，检查者需要留意患者步行的方式及异常姿态，以进一步了解患者的症状及所导致的功能障碍。视诊包括在正式和非正式情况下，观察患者静态时的姿态、肌肉体积、肌张力、软组织、关节形态以及观察患者在动态时的步态和功能活动。

三、触诊

触诊是检查运动损伤的重要方法之一。检查者必须熟悉人体解剖结构、骨性标志、组织深浅关系等。

（一）压痛点

许多伤病的主要诊断依据是检查受伤部位的压痛反应。在进行压痛点检查时，检查者首先要请患者指出疼痛的位置，然后使用拇指从远处向近处轻轻按压，多次进行以确定准确位置，并通过施加的压力来推测损伤位置。在进行检查时，检查者不要在刚开始的时候就按压最明显的压痛点，以免患者感受到剧烈的疼痛，形成恐惧情绪影响其他步骤的顺利进行。可以在压痛区域注射适当药物，这样既可以减轻患者的疼痛，又有助于接下来的诊疗。在检查压痛点时，可以结合某些特定的活动来观察疼痛的变化，有助于确定病变的位置。另外，检查者还需要注意压痛是否伴随放射性疼痛，或者引起其他部位的不适症状。

（二）肿胀及包块

检查者通过触摸，可以明确肿胀及包块的边界、大小、硬度、数目，以及患处与周围组织的关系、有无波动感等。

（三）皮肤

检查患处皮肤的温度、弹性、硬度、瘢痕有无粘连、出汗情况等。

（四）异常感觉

如关节囊厚韧、皮下捻发音、骨擦感、关节错动等。

第二节　关节及肌肉功能评定

对患者的关节和肌肉实施功能评定是为了确认或排除之前根据病史采集、视诊和触诊所作出的初步诊断，需要遵循由静止到运动、由主动到被动、由全身到局部的检查原则。

一、主动活动检查

主动活动是指患者通过肌肉自主收缩来实现关节的运动,也被称为关节的生理活动。主动活动受到了多方面因素的共同影响,如关节的完整性、灵活性,关节的控制能力,关节周围的肌肉力量与个人主动活动的意愿等。此外,肌肉收缩功能、神经系统的支配功能以及关节周围其他结构的完整性也起着重要作用。因此,在进行常规检查时应先进行主动活动检查。在进行关节主动活动时,通常会涉及骨性结构及周围附属组织。因此,对于仍处于康复过程中的骨折患者,需要特别注意,防止对其骨骼康复造成负面影响。

在进行主动活动检查时,一般需要逐一检查关节在各个基本运动方向上的活动范围。需要标记疼痛部位时,一般需要患者重复执行该动作1~2次。如果患者在进行某项活动或在某个方向活动中持续出现症状,医生需要多次对这个活动进行检查,或者要求患者继续保持这个动作直到症状再次出现。

在进行主动活动检查时,医生需要对活动进行详细记录。例如,患者是否能够完成全范围主动活动。当患者感到疼痛时,应该注意疼痛的具体位置,并留意活动时的姿势、速度和方向是否正确。通常,疼痛、肌肉无力、麻痹和痉挛,以及关节结构的异常、周围组织的挛缩和神经功能的问题都可能对关节活动产生一定的不良影响。

二、被动活动检查

医生在患者保持放松状态时,在关节可以活动的正常范围内对其进行被动活动检查。被动活动检查不同于主动活动检查,在被动活动检查中,患者的肌肉不会主动收缩。因此,在进行被动活动检查时,应注意关注关节疼痛的位置、疼痛程度及关节活动的终末感觉。关节终末感觉是指在进行关节被动活动时,当关节的活动到达极限时,检查者继续施加压力,导致的关节和周围组织的感觉变化。

(一)正常终末感觉

1. 软感觉

软感觉是指软组织的互相抵抗,即关节的末端活动受到软组织互相抵抗而被限制。如肘关节屈曲和膝关节屈曲的关节终末感觉。

2. 硬感觉

硬感觉是指硬性的骨与骨抵抗。例如，肘关节伸展的终末感觉。

3. 韧性感觉

韧性感觉是指一种韧性的活动类型，在硬感觉之上，但尚存一定的活动空间，如韧性抵抗。韧性末端感觉是由弹性组织牵拉而引起的，如踝关节背伸的终末感觉。

（二）异常终末感觉

1. 空虚感

空虚感是指在活动过程中，虽然关节区域存在疼痛，但无任何机械阻挡，且不出现肌肉痉挛，常伴随关节的剧痛。例如，急性肩峰下滑囊炎对关节活动的影响。

2. 弹性固定

弹性固定是指因关节脱位导致关节囊与韧带受到牵拉，将患肢固定在异常位置，被动运动时能够感受到弹性阻力。常见于关节脱位及半月板损伤的患者。

3. 肌痉挛型

通常是由于肌肉痉挛限制了关节活动，表现为关节僵硬、强直、有齿轮感，常见于肌张力增强的患者。

4. 沼泽感

沼泽感是指终末感觉检查时关节内因积液和肿胀而产生的柔软黏滞的感觉。

通常情况下，异常关节终末感觉出现时往往伴随疼痛和关节活动受限等症状，因此，在进行终末感觉检查时，施加应力应适当，避免引起关节损伤。若患者在达到关节最大活动角度前就出现严重疼痛，则不建议进行终末感觉检查。

三、肌肉功能检查

肌肉功能检查的目的是判定肌肉收缩力量的大小、肌张力强弱以及肌肉收缩过程中可能呈现出的收缩方式改变。检查方法既可以借助仪器设备，也可进行徒手判定。

进行肌力评定时，检查者需观察患者在特定体位下、肌肉克服自身重力或抗阻状态下完成动作的能力，从而确定患者肌肉主动收缩的能力。手法肌力评定由罗伯特·洛威特（Robert Lovett）在1916年提出，1983年，美国医学研究委员会在Lovett分级的基础上，进一步细化了手法肌力评定的方法，提出了MRC分级。此外，在1936年被提出的Kendall分级法也经常用于手法肌力评定。

检查时，患者的关节应置于休息位，此时关节周围非收缩性结构张力最小，肌肉也最容易产生最大收缩力。当肌力达到徒手肌力检查分级中的3～5级肌力才可进行等长收缩检查；若低于3级肌力，则注意观察肌肉收缩的情况。检查过程中需记录肌肉收缩的力量、是否出现疼痛以及出现功能异常的位置。

当发现患者肌力不足时，需要判断是在整个关节活动范围中出现肌无力，还是在特殊情况下出现的肌力不足（如多关节肌主动不足）。此外，还需要判断患者是否由于疼痛或恐惧而引起肌力不足。

如果肌肉无力且伴有疼痛，通常是有肌肉、肌腱或关节周围的其他组织损伤；如果肌肉无力但无疼痛，通常是神经系统损伤的体征，或者其他原因引起的失用性肌肉无力。

第三节 关节功能检查

在一般检查和肌肉功能检查后，仍需要进行特殊的关节功能检查，判断运动损伤发生的原因和机制，以明确伤病诊断并制订康复训练方案。关节功能检查方法主要包括：诱发试验、特定张力测试、特殊运动检查、触诊和结构性检查。当检查结果呈阳性时往往提示该部位损伤的存在，但阴性结果并不能完全排除损伤。因此，在选取关节功能检查时，应优先选择灵敏性和特异性较强的检查方法。

一、颈椎特殊检查

（一）椎间孔挤压试验

目的：诱发神经根型颈椎病的症状，以便对该病症进行诊断。

患者体位：保持坐位。

检查步骤：检查者站在患者的后方，先将患者的头朝向受影响的一侧转动，检查是否出现神经性刺激症状，再将手放在患者的头顶，并逐渐施加适当的压力，以查看是否触发神经刺激症状或加剧已有的症状。

阳性体征：在进行试验时，如果患者头部偏向一侧，并且出现从肩部到上肢的神经放射痛，这表明神经根承受应力，是神经根型颈椎病的临床表现。

（二）颈椎分离试验

目的：诱发神经根型颈椎病的症状，以便对该病症进行诊断。

患者体位：保持坐位。

检查步骤：检查者站在患者身后。一只手托住患者下颌，另一只手托住枕部，助手固定患者双肩（或不用助手），以避免其耸起。轻柔地逐渐向上牵引患者的头部，持续施加适当的牵引力，以观察患者的症状。

阳性体征：如果患者的症状得到缓解或消失，这表明试验已成功改善了神经根受压的情况。当试验结果为阳性时，可确诊为神经根型颈椎病。

（三）臂丛神经牵拉试验

目的：用于检查是否存在压迫臂丛神经的情况。

患者体位：保持坐位。

检查步骤：检查者站在患者的后方。患者的头向一侧倾斜，检查者用一只手扶住患侧颈部，另一只手握住患侧手腕，然后将患者的肩关节稍微向外旋，肘关节保持伸直，前臂朝前旋转，腕关节屈曲，手指屈曲，进行对向的拉伸。

阳性体征：进行拉伸动作时，患侧手臂可能出现疼痛或麻木感，或使已有的疼痛、麻木症状加剧，这意味着试验结果为阳性，诊断臂丛神经存在卡压现象。

（四）椎动脉扭转试验

目的：用于检查椎动脉供血不足的症状体征，诊断血管性颈椎病或椎动脉供血不足。

患者体位：仰卧位，头伸出治疗床外。

检查步骤：检查者位于患者头侧。用双手托住患者头部后，被动使患者完成颈部后伸，向一侧侧屈，并且向同侧旋转约30°，保持约30秒。检查者在操作过程中观察患者是否出现阳性体征。可在对侧进行重复操作。

阳性体征：在检查过程中，若患者出现眩晕或眼球震颤或两者同时出现，则说明椎动脉受到压迫，可诊断为血管性颈椎病，并立刻停止操作。

二、肩部特殊检查

（一）杜加征

目的：确定肩关节是否脱位。

患者体位：保持坐位。

检查步骤：检查者需要站在患者面前，引导患者将受影响一侧的手掌放在相对侧的肩膀上，并观察是否能将肘部靠近胸前。

阳性体征：当患者在感受到疼痛时，无法将手移到对侧肩膀，或者将手掌移至对侧肩膀后肘关节无法贴近胸前，这些都是阳性表现，提示盂肱关节存在脱位现象。

（二）肩关节空罐试验或满罐试验

目的：检查肩袖肌群是否有损伤，特别是检查冈上肌及肌腱的完整性，或用于检查肩胛上神经功能。

患者体位：保持坐位或站位，上臂向内约30°，同时身体向前倾30°～45°。

检查步骤：检查者站在患者面前。进行空罐试验时，检查者要求患者将肩关节完全向内旋，拇指指向地面。检查者对患者施加阻力，并要求患者继续上举肩部，进行双侧的对比。随后进行满罐试验，患者将肩关节外展，并让拇指指向天花板。然后再次让患者用力向上抬起上臂，进行双侧对比。

阳性体征：患者出现疼痛和无力感。建议进行满罐试验以检查患者的冈上肌；使用空罐试验来检查肩袖肌肌腱炎或撕裂状况。

（三）坠臂试验

目的：检查冈上肌损伤。

患者体位：保持坐位或站位。

检查步骤：检查者立于患者患侧。握住患者手腕部，将肩关节外展至90°后，将手移开，要求患者在控制下缓慢地将手臂置于体旁。

阳性体征：若患者无法控制手臂下落的速度则试验为阳性，提示冈上肌损伤。

（四）Hawkins-kennedy 撞击试验

目的：诊断撞击综合征，并对可能受到激惹的冈上肌肌腱进行检查。

患者体位：保持坐位或站位。

检查步骤：检查者位于患者对面，靠近被检查侧。将患者的肩关节置于前屈 90°，肘关节屈曲，前臂旋前。一只手稳定患者的肘关节，另一只手在前臂施加向下的力使肩关节产生内旋。这一动作使冈上肌肌腱与喙肩韧带以及喙突产生撞击。检查过程中要避免患者肩部耸起。

阳性体征：关节出现响动和疼痛为试验阳性。特别是当冈上肌肌腱和腱旁组织出现炎性反应时疼痛会更加明显，同时可能提示肩胛控制障碍。

（五）肩关节外旋不足试验

目的：检查肩袖是否存在损伤，特别是冈下肌、小圆肌或冈上肌损伤。

患者体位：保持坐位或者站位，患侧肘关节屈曲 90°。

检查步骤：检查者立于患者后方。将患侧上肢被动放置于外展 90° 处，极度外旋位（约 45°），并要求患者保持该体位持续不动。

阳性体征：若患者上肢无法维持上述体位，撤去外力后，上臂迅速下坠并内旋，则试验为阳性，提示冈下肌或小圆肌损伤。

（六）离背试验

目的：鉴别肩胛下肌损伤及无力，适用于肩关节可以内旋的患者。

患者体位：保持坐位或站位，将患侧手背置于对侧臀部或腰椎中段位置。

检查步骤：检查者立于患者后方。检查患者是否能够自主将手背抬离后背。在检查肩胛下肌力量时，检查者需要将一只手置于患者手心施加阻力，要求患者在抵抗阻力的条件下将手背抬离躯干。对于内旋严重受限的患者来说，可以选择抗阻压腹进行检查。

阳性体征：如果患者无法将手抬离后背，则提示肩胛下肌损伤或肌力不足；如果患者肩胛骨出现异常活动，则提示肩胛带不稳定。

（七）肩关节抽屉试验

目的：检查肩关节关节囊的松弛程度，适用于盂肱关节前后方不稳患者。

患者体位：坐位或仰卧位。

检查步骤：检查者立于患者后侧方。用一只手从肩关节上方稳定住患者锁骨及肩胛骨，另一只手用拇指和示指握住肱骨头。先将肱骨头置于关节窝中央，再对肱骨头施加向前或向后的应力，以判断肱骨头的移位程度。

阳性体征：关节稳定的情况下，肱骨头前方或后方移位不超过肱骨头直径的25%；当肱骨头前方或后方移位范围为其直径的25%～50%时，可诊断为关节囊Ⅰ度松弛；当肱骨头前方或后方移位超过其直径的50%时，为Ⅱ度松弛。肱骨头过度移位说明关节囊松弛，提示盂肱关节前后方不稳定。

（八）肩关节凹陷试验

目的：检查盂肱关节下方稳定性。

患者体位：站位或坐位放松，前臂置于大腿上。

检查步骤：检查者位于患者体侧，用一只手从肩关节上方固定锁骨及肩胛骨，用另一只手握住上臂远端，近肘关节。下端手向下方施加拉力，观察肱骨头与肩峰间隙的变化。

阳性体征：肩峰下出现明显凹陷说明盂肱关节下方不稳或盂肱关节松弛。下方移位小于1厘米，为Ⅰ度松弛；下方移位在1～2厘米，为Ⅱ度松弛；下方移位大于2厘米，则为Ⅲ度松弛。

（九）惊惧试验

目的：检查肩关节前侧稳定性，或是否存在盂唇撕裂。

患者体位：仰卧位，肩关节置于治疗床边。

检查步骤：检查者一只手置于患侧肘关节下方稳定患肢，另一只手握住患侧手腕部。检查者先将患肢置于肩关节外展90°、肘关节屈曲90°处，再在手腕处慢慢施加向下的力，使肩关节产生外旋活动，尽可能达到活动末端。

阳性体征：在操作过程中患者出现惊恐表情，因为害怕脱位而不敢进行下一步活动，患者自我感觉肩关节即将产生脱位而要求停止试验，以及出现疼痛和肌肉保护性痉挛现象均为试验阳性。

（十）尼尔氏撞击试验

目的：诊断撞击综合征。

患者体位：保持坐位或站位。

检查步骤：检查者立于患侧斜后方，一只手从肩关节上方稳定锁骨和肩胛骨，另一只手握住患者手腕或前臂。将患者上肢在肩胛平面内被动上抬至最大范围并使上肢内旋。这一过程会使肱骨大结节与肩峰前下侧发生撞击。

阳性体征：疼痛及关节响动均为试验阳性。此被动检查可能使患者比较痛苦，提示肩峰间隙间的软组织可能受到激惹。当患者出现疼痛后，对患者肩关节外旋再次进行检查，若疼痛并未消失，则说明疼痛源于肩锁关节。

三、肘关节、前臂及腕关节特殊检查

（一）抗阻屈腕试验

目的：检查是否存在肱骨内上髁炎的临床症状。

患者体位：保持坐位或站位，患肢保持握拳状态，将前臂向后旋转。

检查步骤：检查者站在患者的前方。一只手支撑患者的前臂，另一只手从掌心方向握住患侧的手，施加向内的力，引导患者通过抵抗阻力来完成屈腕动作。接着轻轻转动患者的前臂，同时伸直肘部和手腕。

阳性体征：如果在检查过程中，患者的肱骨内上髁部位出现疼痛感，则具有阳性体征。

（二）抗阻伸腕试验

目的：检查是否存在肱骨外上髁炎的临床症状。

患者体位：坐位、站位或仰卧位，患肢保持握拳状态，将前臂向后旋转。

检查步骤：检查者站在患者前面。一只手握住患者的肘关节，拇指放在患肢肱骨外上髁，另一只手握住患者的手背，对患者的手背施加压力，并要求患者向上反折腕部并向桡侧偏。

阳性体征：在检查过程中，若患者在肱骨外上髁区域出现局部疼痛感，那么试验结果为阳性。

（三）前臂伸肌牵拉试验

目的：检查是否存在肱骨外上髁炎的临床症状。

患者体位：患者保持坐位，患侧肩部稍微向外伸展，肘部弯曲90°，前臂向前旋转，腕关节弯曲，手掌朝向天花板。

检查步骤：检查者站在患者背后。一只手支撑患肢的肘部，另一只手握住患侧的手腕。抓住手腕的手使患侧手臂向外旋至70°，同时伸直肘部（在这个过程中腕关节保持弯曲状态）。

阳性体征：在检查时，如果患者在肱骨外上髁处感到局部疼痛，那么试验结果就是阳性的。在这一过程中，可能出现桡神经受到牵拉的情况，这可能导致桡神经受到刺激而表现出相应的症状。

（四）肘关节外翻应力试验

目的：检查内侧副韧带是否存在损伤。

患者体位：保持坐位或站位，患肢放松。

检查步骤：检查者应站在患者的前方。一只手固定患侧肘关节的外侧，另一只手向患者前臂施加外翻力。

阳性体征：在检查过程中，若患者的肘关节内侧产生不适感，则说明试验结果为阳性。

（五）肘关节内翻应力试验

目的：检查外侧副韧带是否存在损伤。

患者体位：保持坐位或站位，患肢放松。

检查步骤：检查者面向患者。患者肘关节屈曲20°～30°，检查者一只手固定肘关节内侧，并用另一只手向其前臂施加内收的应力。

阳性体征：如患者出现肘外侧疼痛或外侧副韧带有松弛感，提示外侧副韧带损伤。

（六）Tinel 征

目的：检查正中神经是否在腕管处卡压。

患者体位：坐位，肘关节屈曲中立位置于检查床。

检查步骤：检查者面向患者。将患肢前臂置于旋后位，一只手固定患肢前臂。用示指或中指在腕管处，或沿正中神经走向轻度敲击。

阳性体征：患肢拇指、示指、中指及无名指外侧面（正中神经支配处）出现针扎感或感觉异常。

（七）腕掌屈试验

目的：检查正中神经是否在腕管处卡压。

患者体位：坐位，双手掌屈，双手掌背侧相接触，指尖指向地面。

检查步骤：检查者面向患者。患者最大限度掌屈，双手手背相抵，维持此姿势1分钟。

阳性体征：若1分钟内相关区域出现针扎感等神经症状则为阳性，代表正中神经受到卡压。

（八）三角纤维软骨复合体应力负荷试验

目的：检查三角纤维软骨复合体损伤。

患者体位：坐位，患肢前臂中立位置于检查桌。

检查步骤：检查者面向患者。用对侧手固定患肢前臂，另一只手握住患肢手掌侧，使患肢腕关节背伸。固定手掌的手沿前臂长轴施加轴向压力且偏向尺侧。检查者维持住此压力，使腕关节被动屈曲和背伸或旋转前臂，从而"研磨"三角纤维软骨盘。

阳性体征：检查过程中如果出现疼痛、关节响动和关节内捻发音则试验结果为阳性，提示三角纤维软骨复合体损伤或退行性改变。

（九）握拳尺偏试验

目的：诊断桡骨茎突炎。

患者体位：坐位或站位，肘关节自然屈曲，前臂中立位放松。

检查步骤：检查者面向患者，患肢拇指握在掌心成拳。检查者一只手稳定患肢前臂，将患肢腕关节尺偏，此过程始终保持拇指位于掌心内。

阳性体征：桡骨茎突处再次产生疼痛则试验结果为阳性，提示拇短伸肌或拇长展肌肌腱炎或腱旁组织炎。

四、胸腰椎特殊检查

（一）前屈试验

目的：用于检查患者是否存在脊柱侧弯的临床症状。

患者体位：站位，将双脚并拢，并使脊柱最大限度地暴露出来。

检查步骤：检查者站在患者的后方。患者将双脚并拢，双膝伸直，两手臂自然垂放在身体两侧。患者脊柱尽量向前弯曲，直到上身与地面平齐。检查者站在患者身后，重点观察患者的体表标志，如确认脊柱两侧对称、双侧肩关节高度一致、肩胛骨对称、双侧髋关节平齐，以及头部、骨盆和脊柱是否保持一条直线。

阳性体征：当躯干倾斜超过15°时，提示脊柱可能出现侧弯现象。当患者的身体前屈时，脊柱侧弯比直立时更加明显，表明患者可能患有功能性脊柱侧弯。如果患者在直立和前屈时看不出明显的差异，那表明可能有结构性脊柱侧弯的问题。

（二）直腿抬高试验

目的：检查坐骨神经根是否受到卡压。

患者体位：仰卧位，患肢髋关节轻度内收、内旋，膝关节伸直。头部保持中立位，双手置于体侧。

检查步骤：检查者位于患者体旁，邻近检查侧髋关节及下肢。患者双膝伸直，分别做直腿抬高动作，然后再被动抬高。检查者一只手按住患者膝盖，确保膝盖伸直；另一只手托住其足跟使腿逐渐抬高。

阳性体征：通常抬腿可达70°以上，若达不到上述角度，且沿坐骨神经有放射性疼痛者为阳性，提示坐骨神经受压。这是由于直腿抬高时坐骨神经较为紧张，从而加重神经根的压迫程度，常见于腰椎间盘突出症。此检查为所有坐骨神经紧张试验的基本试验，但需要排除腘绳肌和膝关节囊牵拉所造成的影响。检查者记录的直腿抬高度数或足跟与床面的距离可表示伤病的程度，抬高受限越明显则坐骨神经受压越严重。

五、骨骼及髋关节特殊检查

（一）骨盆分离试验

目的：诊断骶髂关节是否存在病变。

患者体位：仰卧位。

检查步骤：检查者站在患者身旁。在患者的两侧髂前上棘处，交叉放置双手，并向外和向下施加压力。

阳性体征：在骨骶区域、单侧臀区或单侧大腿后方出现疼痛感。

（二）骨盆加压试验

目的：对骶髂关节进行检查以确定是否存在异常情况。

患者体位：仰卧位。

检查步骤：检查者位于患者身旁。双手同时置于患者的髂前上棘外侧，由两侧向内挤压骨盆。

阳性体征：当患者的骨盆、臀部或大腿后侧感觉到疼痛时，表明试验结果为阳性。

（三）Gasenslen 试验

目的：确认疼痛的起因是否与骶髂关节有关，或者评估骶髂关节是否存在异常情况。

患者体位：仰卧位，并将双腿垂放于治疗床下。

检查步骤：检查者位于患者身后。检查时，患者将不接受检查的下肢垂放于治疗床外，使髋部略微保持伸展状态，接受检查一侧的髋关节极度屈曲。检查者需要用一只手触碰非检查侧大腿前方，同时用另一只手触碰检查侧膝关节。必要时，可向膝关节受损患者的大腿远端接近膝关节的位置施加适当的压力，持续 30 秒。如果患者没有疼痛感觉，那么可以立即对检查侧施加冲击力，以观察是否会引起疼痛及是否有疼痛感放射到大腿。

阳性体征：当患者的下背部感觉到疼痛时，表明试验结果为阳性。然而，髋关节位置的变化可能也会引起髋关节疼痛，因此，需要进行更深入的检查。

（四）大腿冲击试验

目的：确定骶髂部疼痛是否由骶髂关节引起，并用于诊断骶髂关节疾病。

患者体位：仰卧位。

检查步骤：检查者站立在患者身旁。保持患侧下肢弯曲，大约 90°，检查者一只手固定患者的对侧骶骨，另一只手在患者大腿上方向下施加压力，保持30秒，如果患者此时没有疼痛感，则用瞬间冲击力沿纵轴方向施加压力。

阳性体征：如果患者在试验中出现骶髂关节区域的疼痛，表明骶髂关节存在问题。如果出现髋关节区域的疼痛，则应该进行更深入的检查。

（五）单腿站立骨盆倾斜试验

目的：检查骨盆有无旋转现象。

患者体位：站位。

检查步骤：检查者在患者身后坐下或跪下，一只手在患者的后背触诊髂后上棘，然后用拇指固定，将另一只手放置在第一根肋骨平行的位置。要求患者用一条腿支撑，从健康的腿开始，同时尽量将另一条腿的髋关节屈曲超过90°（让膝关节靠近胸部）。然后还原，再换腿重复相同的动作。

阳性体征：通常情况下，这种动作会导致髂后上棘向下移动。如果在检查时无法感觉到髂后上棘的后下方运动，或者感觉到髂后上棘有向上的运动，则试验结果为阳性，表明骨盆骶髂关节活动受限。

（六）单髋后伸试验

检查目的：检查骶髂关节病变，尤其是骨骼前韧带病变，并可对股神经进行检查。

患者体位：俯卧位。

检查步骤：检查者位于检查侧，使检查侧膝关节屈曲约90°，检查者一只手固定患者骨盆，另一只手托起大腿远端使髋关节被动伸展。

阳性体征：如患者骶髂关节前侧出现不适，则可能为骨骼前韧带损伤；如患者的大腿前侧不适，则可能是股直肌长度不足所致；若出现放射性疼痛，则提示股神经卡压。

（七）"4"字试验

目的：检查骶髂关节或髋关节是否异常。

患者体位：仰卧位，对侧下肢伸展放置。

检查步骤：检查者位于检查侧。一只手握住患者膝关节，另一只手握住踝关节，将髋关节摆放至屈曲、外展、外旋位，刚好搭至对侧膝关节髌骨上缘（两腿呈一个"4"字）。检查者一只手固定患者骨盆，另一只手从膝关节内侧施加应力使髋关节进一步外旋。

阳性体征：如患者腹股沟区域或臀区出现疼痛则试验结果为阳性，提示髋关节或骶髂关节（疼痛位于后方）病变。如未施加向下压力前，发现检查侧膝关节无法与床面平行，即髋关节过度屈曲，说明髂腰肌过度紧张。

（八）屈曲内收内旋试验

目的：评估髋关节的活动范围和强度，以及进行疼痛激惹测试。

患者体位：仰卧位，对侧下肢伸展放置。

检查步骤：检查者位于检查侧，一只手握住患者膝关节，另一只手握住患者踝关节，将患侧髋关节被动摆放至屈曲（约90°）、内收、内旋位。

阳性体征：试验过程中若出现疼痛，同时出现或不出现关节响动均为阳性。

（九）梨状肌紧张试验

目的：检查梨状肌是否过度紧张。

患者体位：仰卧位。

检查步骤：检查者位于检查侧。患侧下肢伸直，检查者使患者下肢被动完成内收、内旋动作。

阳性体征：当被动进行下肢内收、内旋时，坐骨神经区域出现疼痛，再将患者下肢外旋，疼痛缓解，则试验结果为阳性，提示梨状肌过度紧张。

（十）髂胫束紧张试验

目的：检查阔筋膜张肌或髂胫束的紧张程度。

患者体位：健侧卧位，健侧膝关节及髋关节微屈以保持稳定。

检查步骤：检查者位于患者体后。一只手固定患者骨盆，另一只手使患者膝关节屈曲90°，并向后方牵引使髋完全伸直，患肢与躯干处于同一条直线。然后检查者取消患者膝关节部分的支持，并观察患肢的姿态。

阳性体征：如果去掉膝关节的支持后，患肢仍保持外展，并没有因重力而下垂，则为阳性体征。

(十一) 托马斯试验

目的：鉴别髋关节屈肌是否存在短缩。

患者体位：仰卧位。

检查步骤：检查者位于检查侧。检查者稳定患者骨盆，被动屈曲患者髋关节，使膝关节尽可能贴近胸部。患者双手抱健侧膝贴近胸部，并使检查侧垂至检查床上，观察患肢与床面的关系。

阳性体征：如髋屈肌长度正常，检查侧下肢可以平稳置于床面上。若屈髋肌挛缩，则可发现检查侧下肢膝关节屈曲，抬离床面。若将患者膝关节压至床面上，则患者会出现腰椎曲度增加的现象。

(十二) 单腿站立试验

目的：检查髋关节稳定性，尤其是评定髋关节外展肌群对骨盆的稳定能力。

患者体位：不借助支撑站立。

检查步骤：检查者位于患者的前方。要求患者从健侧下肢开始，依次完成左、右两侧单腿站立。

阳性体征：如出现非支撑侧骨盆下坠，即为阳性。

(十三) 股神经牵拉试验

目的：检查股神经是否因受到压迫而产生疼痛感，或者 $L_2 \sim L_4$ 神经根是否发生病变。

患者体位：患者俯卧，保持背部伸直但也不要过分伸展，头颈稍微弯曲。接受检查的一侧位于上方，腿部伸直，使上方肢体髋关节和膝关节呈稍微弯曲的状态，以避免骨盆移动。

检查步骤：检查者位于患者后方。一只手稳定住患者骨盆区域，防止骨盆和躯干产生旋转；另一只手从膝关节下方抱起检查侧肢体，在保持患者膝关节伸直的情况下，使髋关节后伸约15°，通过使膝关节屈曲，牵拉股神经。

阳性体征：大腿前侧出现神经性疼痛为试验阳性。

(十四) 坐骨神经压力试验

目的：判断坐骨神经所承受的张力或压力。

患者体位：仰卧位，髋关节轻度内收、内旋，膝关节伸直。头部位于中立位，双手置于体旁放松。

检查步骤：检查者位于检查侧，患者踝关节置于检查者肩部。检查者双手置于患者膝关节前方，拇指位于腘窝处。检查者屈曲患者髋关节直到患者下肢后方或下背部区域出现症状。维持住髋关节的屈曲角度，使膝关节屈曲约20°，缓解患者症状。此时，拇指在腘窝处加压，观察患者症状是否再次出现。

阳性体征：出现疼痛、紧张感或针扎感为试验阳性体征，表示坐骨神经承受较大张力或压力。

六、膝关节特殊检查

（一）膝关节外翻应力试验

目的：检查膝关节内侧稳定性，或膝关节内侧副韧带损伤。

患者体位：仰卧位，膝关节伸展。

检查步骤：检查者位于检查侧。一只手从内侧握住患者踝关节，另一只手置于膝关节外侧。在膝关节外侧部分施加外翻应力（向内侧推膝关节）。在膝关节伸直、膝关节屈曲20°～30°的体位下分别检查，将健侧、患侧进行对比。

阳性体征：内侧关节线区域疼痛，关节间隙增加及胫骨相对股骨向外侧方过度移动为阳性体征。膝关节伸直位出现试验阳性多为内侧副韧带和前交叉韧带对膝关节的稳定功能减弱；膝关节屈曲20°～30°内侧应力试验阳性则提示内侧副韧带、后斜韧带、后交叉韧带及后内侧关节囊稳定性减弱。

（二）膝关节内翻应力试验

目的：检查膝关节外侧稳定性，或膝关节外侧副韧带损伤。

患者体位：仰卧位，膝关节伸展。

检查步骤：检查者位于检查侧。一只手从外侧握住患者踝关节，另一只手置于膝关节内侧。在膝关节内侧部分施加内翻应力（向外侧推膝关节）。在膝关节伸直以及膝关节屈曲20°～30°的体位下分别检查，将健侧、患侧进行对比。

阳性体征：外侧关节线区域疼痛，关节间隙增加及胫骨相对股骨向内侧方过度移动为阳性体征。膝关节伸直位出现试验阳性多为外侧副韧带和前交叉韧带对膝关节的稳定功能减弱；膝关节屈曲 20°～30° 内侧应力试验阳性则提示外侧副韧带和后外侧关节囊稳定性减弱。

（三）拉赫曼试验

目的：检查膝关节前后方向稳定性，特别是前交叉韧带是否发生损伤。

患者体位：仰卧位。

检查步骤：检查者位于检查侧。一只手握住胫骨近端，另一只手握住股骨远端。分别在两个体位下进行检查，即直膝位与屈膝 30°。股骨侧作为固定，握住胫骨的手向前抽动胫骨，比较两侧胫骨移动的距离。

阳性体征：在抽动的过程中，若关节的末端感觉变为软感觉，则提示前—后向稳定性减弱。此外，若患侧较健侧抽动幅度提升，也提示稳定结构的功能不全。

（四）膝关节后陷征

目的：鉴别膝关节后交叉韧带是否发生损伤。

患者体位：仰卧位，髋关节屈曲约 45°，膝关节屈曲约 90°。

检查步骤：检查者位于检查侧。将患者体位摆放好后，使患者完全放松，观察患者是否出现胫骨后陷的体征。

阳性体征：膝关节屈曲 90° 时，若胫骨相对于股骨产生后移的体征，即胫骨平台处出现凹陷体征，则提示后交叉韧带损伤。

（五）研磨加压及分离试验

目的：鉴别半月板及周围韧带结构是否损伤。

患者体位：俯卧位，膝关节屈曲 90°。

检查步骤：检查者位于检查侧，固定检查侧大腿。检查者双手置于患者踝关节处附近，膝关节固定。两手握持患肢足部向下挤压膝关节，再向外侧或内侧旋转，观察患者是否出现疼痛及不适，再向上提拉小腿并旋转，再次观察其是否出现疼痛及不适。

阳性体征：如加压旋转过程中出现疼痛、弹响和旋转受限，则提示半月板损伤；若分离旋转过程中疼痛更加强烈，则提示韧带损伤。

（六）膝关节回旋挤压试验

目的：诊断半月板是否发生损伤。

患者体位：俯卧位。

检查步骤：检查者位于检查侧。一只手握住患者足跟，另一只手置于患者膝关节前部，手指触诊膝关节关节线。先将关节屈曲到最大限度外旋，外展小腿，然后缓慢伸膝，检查内侧半月板；将小腿内收、内旋，可检查外侧半月板。

阳性体征：检查过程中如果出现疼痛、卡压感、研磨感或关节间隙处弹响以及旋转受限，均为试验阳性。

（七）髌骨试验

目的：评定髌骨功能是否正常。

患者体位：坐于治疗床边。

检查步骤：检查者位于检查侧。协助患者的膝关节分别在0°、30°、60°、90°和120°的角度下，股骨略微外旋，进行股四头肌等长收缩，维持约10秒。如出现疼痛，则使患者膝关节被动伸直。检查者在给予患者下肢支撑的情况下，将髌骨向内侧推，保持髌骨的位置，并再次回到膝关节疼痛的角度，请患者再次完成股四头肌的等长收缩。

阳性体征：内推髌骨后，患者原始疼痛减轻或消失则为试验阳性，提示髌骨功能障碍。

（八）刷擦试验

目的：评定膝关节内的肿胀。

患者体位：仰卧位。

检查步骤：检查者位于检查侧。一只手位于患者胫骨的前内侧，使用手掌及手指从髌骨内侧缘向近端刷擦至髌骨近端，重复2~3次。另一只手反向在髌骨外侧缘刷擦。

阳性体征：约2秒，积液集中于膝关节内侧远端处或髌骨边缘。

七、小腿部及踝关节特殊检查

（一）踝关节强迫内翻试验

目的：诊断跟腓韧带损伤。

患者体位：俯卧位，踝关节伸出治疗床外，放松。

检查步骤：检查者位于检查侧。触诊跟腓韧带，如患者出现不适，则进行关节松弛度检查。将患者踝关节维持在中立位，一只手握住跟骨，并用示指触诊跟腓韧带的位置。另一只手在小腿远端固定，然后施加内翻应力，将健侧与患侧对比。

阳性体征：在试验过程中，如患者跟腓韧带处出现疼痛、不适，关节间隙出现明显的开口感，则试验为阳性。

（二）踝关节前抽屉试验

目的：检查距腓前韧带完整性。

患者体位：仰卧位，踝关节伸出治疗床外，踝关节放松。

检查步骤：检查者位于检查侧。一只手稳定住胫骨与腓骨远端，另一只手握住患者距骨前方。在踝关节跖屈 20° 的体位下，使距骨向前抽动，将健侧与患侧进行对比。

阳性体征：与健侧相比，患侧距骨向前移动幅度上升则为试验阳性。在急性损伤期，此试验可因为肿胀、肌肉痉挛、疼痛等因素出现假阴性体征。

（三）踝关节旋转应力试验

目的：鉴别诊断是否出现高位踝关节扭伤或胫腓联合韧带损伤。

患者体位：坐于床边。

检查步骤：检查者面向患者。一只手固定患者大腿远端，另一只手握住跟骨掌侧面。控制足跟的手将踝关节置于 90° 体位下，施加内旋及外旋应力。将健侧与患侧进行对比。

阳性体征：距腓前韧带或距腓后韧带及小腿骨间膜区域出现疼痛为试验阳性，提示损伤。若患者踝关节内侧疼痛，且距骨出现内侧移位，则提示三角韧带损伤。

（四）小腿三头肌挤压试验

目的：鉴别诊断跟腱是否完全断裂。

患者体位：俯卧位，踝关节伸出治疗床，放松。

检查过程：检查者位于检查侧。在患者放松的情况下，挤压小腿三头肌，观察患者踝关节的动作，将健侧与患侧进行对比。

阳性体征：小腿三头肌在受到挤压的过程中，如踝关节无法产生跖屈活动则提示跟腱断裂。

第四节 影像学损伤诊断

影像学检查在运动损伤诊断方面非常重要。常用的影像学检查包括X线检查、核磁共振成像（NMRI）、计算机断层扫描（CT）和诊断性超声波。

一、骨关节损伤影像诊断

（一）肩部损伤

1. 主要检查方法

肩部的主要影像学检查方法有X线检查、CT、NMRI、超声。

X线检查为肩部检查的常规方法，一般拍正位片，在观察肩关节前后脱位或者肱骨近端骨折前后错位时应加拍穿胸位；怀疑肩关节半脱位而穿胸位由于重叠不能清楚地显示时可以加拍肩关节侧位、腋位；怀疑肩峰撞击综合征，观察肩峰形态、肌腱钙化时可加拍肩关节Y形位。

CT检查为肩关节X线检查的补充，在显示关节创伤时优于平片，并且不受石膏伪影的影响。必要时还可以二维、三维重建。

NMRI不仅对骨挫伤及隐匿性骨折的诊断非常敏感，而且是检查肌肉、肌腱、韧带损伤、关节软骨损伤及神经血管束损伤的最佳检查方法。

超声主要用于肌肉、韧带、肌腱、异物等的检查。

2. 肩部骨折

（1）锁骨骨折

锁骨骨折发生率极高，占肩部骨折的50%以上，占全身骨折的4%左右，以儿童、青壮年多见，好发部位为锁骨中1/3或中外1/3交界处，锁骨内1/3横形骨折极为罕见。

①受伤机制：跌倒时，外力沿肱骨传导撞击锁骨，外力沿锁骨长轴达薄弱处造成骨折。直接外力撞击锁骨也会发生骨折。

②损伤类型：锁骨内 1/3 骨折、锁骨中 1/3 骨折、锁骨外 1/3 骨折。

③诊断要点：X 线检查可显示锁骨断端的错位、分离、重叠、成角，并可观察整复、手术效果及愈合情况。CT 平扫及重建技术对其显示得更清晰。

④注意事项：第一，正位片显示锁骨的一个弯曲消失或者两个弯曲转向同一个方向，说明锁骨中段骨折合并有旋转。第二，锁骨两端关节面的骨折较少见，易漏诊。

（2）肩胛骨体骨折

①受伤机制：肩胛骨体部骨折多由砸伤、挤压和钝器撞击所致。

②诊断要点：第一，骨折一般表现为肩胛骨体的三个边缘或两个边缘骨皮质不连续，骨折线呈"T"形或"V"形。第二，粉碎性骨折可累及肩峰、肩胛冈等，表现为断端向外上错位或者骨折片旋转。第三，骨折错位不明显时，骨折断端重叠，表现为条状致密的白线影。

③注意事项：第一，如果发现肩胛体部有横形骨折线位于肩胛盂下方，要注意观察肩胛冈和肩胛骨上缘有无骨折。第二，骨折线表现为条状致密的白线时，容易漏诊。第三，混合型肩胛骨骨折，常合并有肋骨骨折和血气胸。

（2）肩胛颈骨折

①受伤机制：肩胛颈骨折多由于跌倒时，肩部着地或由手处于支撑状态的间接外力所造成。

②诊断要点：第一，肩胛颈部的骨折线可以延伸到喙突、肩胛冈、肩胛体，有时可伴有肩胛盂骨折。第二，肩胛盂及颈部向前方和内侧旋转错位；正位片显示肩胛盂向内侧错位，肩胛盂向前侧投影呈椭圆形；肩部腋位片显示肩胛盂向前方旋转错位。

（3）肩胛盂骨折

①受伤机制：肩胛盂骨折多由肱骨头受撞击所致。

②损伤类型：肩胛盂上 1/3 骨折、中 1/3 骨折、下 1/3 骨折。

③诊断要点：第一，肩胛盂上 1/3 骨折，骨折线向体部延伸，可以同时合并喙突骨折。第二，肩胛盂中、下 1/3 骨折，骨折线可累及肩胛骨外缘。第三，肩胛盂下 1/3 骨折容易合并肩关节半脱位。CT 二维、三维重建可以更清楚地显示关节盂的骨折。

④注意事项：第一，肱骨头向前方脱位合并的肩胛盂前缘骨折，在正位片上前后重叠，不容易发现，注意不要漏诊。第二，肩胛盂附近的血管沟影与肩胛冈平行，不要误认为是骨折线。

（4）喙突骨折

①受伤机制：喙突骨折多由外伤肌肉牵拉造成。

②损伤类型：尖部骨折、中间骨折、基底骨折。

③诊断要点：喙突骨折较少，单纯骨折更是少见，多为肩锁关节脱位或肩关节前脱位合并骨折，有时可累及肩胛盂或肩胛体。

（5）肩峰骨折

①诊断要点：第一，肩胛骨折片可以上下错位，也可以无错位。第二，肩峰骨折常与肩胛骨其他部位骨折同时存在。

②注意事项：在骨骺未闭合前不要把肩峰及喙突骨骺误诊为骨折。

（6）肩胛冈骨折

①受伤机制：由砸伤、挤压和钝器撞击伤所致。

②诊断要点：肩胛冈骨折常与体部骨折同在，有时也会单独发生。

3. 肩部关节脱位

（1）肩锁关节脱位

肩锁关节脱位占肩部脱位的12%，占肩部损伤的3.25%。

①受伤机制：多由患侧肩部直接创伤引起脱位。当肩锁韧带撕裂时，造成关节半脱位。当肩锁韧带合并喙锁韧带一起断裂时，肩锁关节完全脱位。

②诊断要点：第一，关节半脱位时正位X线片可见关节稍微分离，锁骨外端上移，关节间隙大于0.5厘米。第二，关节完全脱位时锁骨明显上移，喙锁间隙增大。

③注意事项：

后前位X线片上显示最清楚，当半脱位无法确定时，加照对侧或头侧倾斜10°位进行比较。

（2）肩胛骨脱位

肩胛骨脱位也称肩胛绞锁，极为罕见。患侧肢体受到强大的外向牵拉力或肩胛骨受到暴力使肩胛骨极度外展、外旋，肩胛骨卡于肋骨之间，肩胛骨绞锁，不能随意活动。胸部正位或者斜位片可见肩胛骨错位、畸形，必要时进行两侧对比。

（3）肩关节前脱位

①受伤机制：间接暴力，如跌倒时手或者前臂着地，着地时前臂呈外展和后伸状态，外旋外力上传导致肩关节半脱位，这种情况最常见。直接暴力，从后面撞击肩部，也可发生前脱位。

②临床表现：肩关节表现为典型方肩。

③损伤类型：喙突下脱位、锁骨下脱位、盂下脱位、胸廓内脱位。

④诊断要点：第一，喙突下脱位。一是正位片上肱骨头脱出肩胛盂向内错位，位于喙突下0.5～1.0厘米，与肩胛盂及肩胛颈重叠。二是肱骨头处于外旋转状态，大结节向外，肱骨干轻度外展。三是腋位片上肱骨头在肩胛盂前方，与喙突重叠。四是可伴发肱骨头后缘凹陷骨折、肱骨大结节撕脱骨折或完全骨折。CT平扫及二维、三维重建显示得更加清晰。第二，锁骨下脱位。一是肱骨头向内明显错位，与肩胛体重叠。二是肱骨头向内越过喙突到达锁骨下，甚至大结节也到达喙突内侧。三是可合并肱骨大结节骨折。第三，盂下脱位。一是肱骨头错位到肩胛盂下。二是肱骨头关节面一般在肩胛骨外缘下方。三是肱骨干外展明显。四是多合并有大结节骨折。第四，胸廓内脱位肱骨头位于胸廓内，肱骨干处于外展位。第五，肩关节前脱位合并Bankart骨折或Hill-Sachs骨折。Bankart骨折是指肩关节前脱位时，下盂肱韧带复合体损伤同时伴有关节盂前下方的撕脱性骨折。Hill-Sachs骨折是指肩关节前脱位时，关节盂前缘撞击导致肱骨头后外侧压缩骨折。

（4）肩关节后脱位

①受伤机制：直接外力从前向后撞击肱骨头，或者间接外力如跌倒时手掌着地，着地时内收、前屈和内旋，都可以使肩关节后脱位，常伴有肱骨头凹陷骨折或者肩胛冈骨折。

②诊断要点：第一，正位片上显示肱骨轻度外展，肱骨头呈功能位或者内旋位，大结节消失。第二，肱骨头关节面与肩胛盂重叠的"泪滴"样影减少。第三，肱骨干内侧骨皮质与肩胛盂下外侧缘正常时呈现的抛物线不再连续。第四，穿胸位显示肱骨头位于肩胛盂后方。

③注意事项：第一，肩关节后脱位时肱骨头并不下移，因此正位显示盂肱关系似乎正常，容易漏诊，应加照穿胸位片或做CT检查。第二，X线片发现肱骨

小结节骨折或肩胛冈骨折时，应注意是否有肩关节后脱位。第三，肱骨头内缘与肩胛盂前缘间隙大于6毫米时高度怀疑肩关节后脱位。

（5）肩关节特殊类型脱位

肩关节特殊类型脱位主要包括下脱位、上脱位。下脱位非常少见，由极度外展创伤所致。下脱位时肱骨头外旋到关节盂下，而肱骨干直立在上方。上脱位更为罕见。

（6）肩关节半脱位

肩关节半脱位不常见，它属于肩关节韧带轻度损伤、肱骨头不完全脱位。

诊断要点：第一，肱骨头向下错位，一半在肩胛盂下方，一半对向肩胛盂，不完全脱出。第二，肱骨头和肩胛盂的关节间隙失去正常的互相平行的弧度，而变为上部关节间隙增宽、分离，下部关节间隙较窄。第三，单纯向下脱位的肱骨头与肩胛盂不重叠，而向前半脱位的肱骨头与肩胛盂重叠一半。

4. 肩袖损伤

肩袖损伤主要指组成肩袖的肌腱损伤，包括冈上肌腱、冈下肌腱、小圆肌腱及肩胛下肌腱，其中冈上肌腱的损伤最为常见，其次为冈下肌腱。

（1）冈上肌腱损伤

①受伤机制：急性外伤或慢性卡压引起，目前主要有蜕变和撞击两种学说。

②损伤类型：部分性损伤、完全性损伤。

③临床表现：肩关节疼痛多位于肩关节前方及三角肌区，可因某次突发事件而诱发或加重。还会出现功能障碍，活动受限。疼痛弧征或撞击实验阳性。病程长者可出现冈上肌、冈下肌及三角肌萎缩。

④诊断要点：第一，常规X线片可无明显异常改变，或仅见肩关节退变、肩峰形态异常、肩峰与肱骨头间距离缩小、肱骨头上移等改变。第二，部分性冈上肌腱撕裂，NMRI显示T_2WI或T_1WI序列上冈上肌腱出现局限性、线状或弥散性高信号和冈上肌腱撕裂区出现积液。部分撕裂又分为部分厚度撕裂及部分全层撕裂。部分厚度撕裂又可分为部分滑囊侧撕裂、部分关节侧撕裂、部分全层撕裂、全层撕裂、纵向撕裂。部分撕裂可伴有回缩，但全层撕裂一般均伴有回缩。第三，完全性冈上肌腱撕裂T_2WI上表现为肌腱全层出现高信号，肌腱断裂区内出现积液。还可有肩峰下—三角肌下滑囊内长T_2信号、肩峰下—三角肌下脂肪平面消失、

冈上肌和其他肩袖肌回缩等改变。第四，肩关节造影可提高诊断的敏感性及特异性，表现为肩峰下—三角肌下滑囊内有造影剂或关节囊出现溃疡样改变。第五，有时可伴发肩胛骨关节盂唇损伤，表现为关节盂唇连续性中断或消失。

（2）肩胛下肌腱损伤

①受伤机制：单纯的肩胛下肌腱损伤相对少见。多数肩胛下肌腱损伤与冈上肌腱和冈下肌腱撕裂有关。

②临床表现：肩关节前方疼痛。肩关节内旋受限可伴有肱二头肌功能受限。

③损伤类型：肩胛下肌腱损伤可分为部分撕裂，完全断裂及纵向撕裂。

④诊断要点：常规 X 线很难诊断。NMRI 是诊断肩胛下肌腱损伤的重要手段。部分撕裂时可表现为部分肌腱断裂，肌腱及周围腱周软组织水肿而致信号增加，肌腱变细变薄，断裂肌腱有回缩及肌腱不连续。完全断裂时整个肌腱断裂有回缩及肌腱不连续。此外还要注意喙突与肱骨头间隙，一般小于 7 毫米常伴有肩胛下肌腱损伤。

⑤注意事项：如果看到肱二头肌长头腱脱位，一定伴有肩胛下肌腱部分或全部断裂。有时可看到肩胛下肌腱的纵向撕裂而致脱位的二头肌腱位于其中。断裂的肌腱还可能位于盂肱关节之间。

（二）腕关节损伤

1. 主要检查方法

（1）X 线检查

腕关节 X 线片包括腕关节正位、侧位、斜位、舟状骨位。临床高度怀疑损伤，但一般拍片未发现异常时，可以在麻醉下施以应力 X 线检查。

（2）断层及 CT 检查

断层现已基本被 CT 扫描代替。随着多螺旋技术的成熟，CT 不仅可以显示轴面图像，还可以做出非常清晰的冠状面、矢状面图像，常可发现一些细微骨折、不全骨折、压缩骨折等。

（3）NMRI

NMRI 检查急性损伤较 X 线片、X 线断层、CT 扫描更敏感，其诊断阳性率高，周围软组织损伤也能很清晰地显示，如三角纤维软骨盘损伤等。

2. 腕关节骨折

（1）Colles 骨折

①概念：桡骨远端 2~3 厘米的骨折，远折端向背侧移位，远折段向掌侧成角。

②受伤机制：跌倒时前臂旋前，腕关节背伸，手掌部着地所致。

③临床表现：患腕肿胀、疼痛、压痛，腕部呈"餐叉样畸形"。

④损伤类型：按骨折形态分为横形骨折、嵌插骨折、粉碎骨折。

⑤诊断要点：第一，骨折线位于桡骨远端 2~3 厘米。第二，远折段向掌侧成角，桡骨前倾角变小或变负角。第三，断端向背侧和（或）桡侧移位，桡骨内倾角变小。第四，常合并尺骨茎突骨折。

⑥注意事项：第一，注意桡骨前倾角的改变，不要与 Smith 骨折混淆，后者前倾角增大。第二，桡骨远端的血管沟等正常结构应与不全骨折进行鉴别。第三，尺骨茎突的永存骨骺不要误认为骨折。第四，注意观察是否合并下尺桡关节的分离。

（2）Smith 骨折

①概念：桡骨远端 2~3 厘米的骨折，远折段向掌侧倾斜，前倾角增大。

②受伤机制：跌倒时前臂旋后，腕掌屈，手背着地所致。

③临床表现：患腕肿胀、疼痛、压痛，腕部呈"刺刀样"畸形。

④损伤类型：按骨折形态分为横形骨折、斜形骨折、嵌插骨折、粉碎骨折。

⑤诊断要点：第一，骨折线位于桡骨远端 2~3 厘米。第二，远折段向掌侧倾斜，桡骨前倾角增大。第三，断端向掌侧移位。第四，可合并尺骨茎突骨折。

（3）Barton 骨折

①概念：桡骨远端关节面冠状走行的斜形骨折，可伴桡腕关节半脱位。

②受伤机制：跌倒后手掌或手背着地，暴力上传，通过近排腕骨撞击，引起桡骨远端关节面断裂及腕关节半脱位。手掌着地时与 Colles 骨折相似，手背着地时与 Smith 骨折相似。

③临床表现：背侧 Barton 骨折局部外形很像 Colles 骨折，而掌侧 Barton 骨折腕部外形与 Smith 骨折相似。

④损伤类型：按部位分为背侧 Barton 骨折、掌侧 Barton 骨折。

⑤诊断要点：第一，桡骨远端楔形骨折，累及关节面，背侧 Barton 骨折，即腕向背侧脱位，骨折块向背侧移位；反之为掌侧 Barton 骨折。第二，腕关节半脱位。第三，可合并尺骨茎突、桡骨茎突骨折和下尺桡关节损伤。

（4）Chauffeur 骨折

①概念：桡骨远端矢状走行的单片段骨折。

②受伤机制：腕关节轴向压缩创伤所致。

③损伤类型：按骨折部位分为内侧型、外侧型。

④诊断要点：第一，桡骨远端矢状位骨折。第二，骨折累及关节面。第三，外侧型骨折桡骨内倾角变小。

（5）桡骨茎突骨折

①受伤机制：腕关节过度尺侧偏时，桡侧副韧带突然牵拉，可致桡骨茎突撕脱骨折；手掌着地时暴力通过舟、月骨作用于桡骨茎突而致骨折。

②临床表现：腕关节桡侧肿胀，茎突部压痛及有骨擦音。

③损伤类型：按骨折部位分为桡骨茎突尖部骨折、桡骨茎突基底骨折。

④注意事项：本病可伴有舟状骨、尺骨茎突骨折和腕关节脱位，不要漏诊。

（6）尺骨小头骨折

①受伤机制：跌倒时前臂旋后，尺骨小头直接着地所致；也可能因直接暴力所致。

②临床表现：局部肿胀疼痛，前臂旋转活动受限，并有骨擦音。

（7）尺骨茎突骨折

①受伤机制：腕关节过度桡侧偏斜、腕脱位及 Colles 骨折均可发生尺骨茎突撕脱骨折；直接暴力可致尺骨茎突基底骨折。

②临床表现：局部肿胀疼痛，腕桡偏活动时疼痛加剧。

③损伤类型：按骨折部位分为尺骨茎突尖部骨折和尺骨茎突基底骨折。

④注意事项：第一，尺骨茎突骨折多有分离现象，应与局部副骨区别。第二，可有下尺桡关节间隙增宽。第三，注意腕关节及桡骨远端结构是否正常。第四，常合并三角软骨损伤，必要时做 NMRI 检查。

3. 腕骨骨折

（1）舟状骨骨折

舟状骨骨折在腕骨中最常见。舟状骨腰部骨折在舟状骨骨折中最多见。

①受伤机制：跌倒时，腕关节极度背伸位着地，外力作用于舟状骨。骨折部位取决于腕背伸后桡侧偏斜的程度，偏斜越大，骨折越靠近舟状骨近端，反之，则靠近远端；过度尺偏时，容易产生结节部撕脱骨折。

②临床表现：鼻烟窝变浅、压痛，拇指纵向叩击疼痛加重。腕关节背伸及桡偏时疼痛明显。

③损伤类型：按骨折部位分为近端骨折、腰部骨折、远端骨折和结节部骨折。腰部骨折根据骨折线与舟状骨长轴的关系分为三种类型：第一，水平斜形骨折，骨折线与舟状骨长轴呈斜形交叉。第二，横形骨折，骨折线垂直于舟状骨长轴。第三，斜形骨折，骨折线几乎与腕关节纵轴平行。

④注意事项：第一，怀疑有舟状骨骨折时，可投照舟状骨位、前后位、侧位、旋前25°位、旋后25°位等5个位置的X线片，95%的骨折可以明确诊断。第二，舟状骨位可呈现舟状骨的全长，有利于骨折线显示。第三，侧位片对观察骨折脱位及是否合并其他腕骨脱位有较大意义。第四，若怀疑舟状骨骨折，可7到10天后再拍片复查，如有骨折，则骨折线处骨质吸收，骨折线即清晰可见，或者及时进行NMRI检查，防止漏诊隐匿性骨折。

（2）三角骨骨折

三角骨骨折是腕骨骨折中较常见的，多半是三角骨背侧和尺侧的撕脱骨折。

①受伤机制：由于三角骨上有较强韧带附着，当腕关节猛烈过度尺偏屈曲时，可引起撕脱骨折。当腕部受直接暴力时，三角骨体部可发生骨折。

②临床表现：腕关节背侧有压痛，局部肿胀。腕关节活动时腕尺侧疼痛伴活动受限。

③注意事项：第一，在腕关节斜位片上，三角骨与月骨投影分开，可较清楚地看到三角骨骨折。第二，注意与三角骨副骨区别。

（3）钩状骨骨折

①受伤机制：钩状骨骨折多半是在运动中造成的。手握某种工具，突然碰撞到硬物时，可能造成钩状骨骨折。如打网球或垒球时，当握着球拍的手猛烈挥动，突然撞到硬物上，球拍柄可直接打击钩状骨造成骨折。

②临床表现：手腕尺侧有弥散性疼痛，由于周围软组织厚，外观上看不出明显肿胀。

③注意事项：钩状骨骨折偶尔可在腕关节正侧位 X 线片上见到，但常需要拍腕管位片，以便更清楚地显示钩状骨。为进一步确诊，可做 CT 检查。

（4）头状骨骨折

①受伤机制：当腕关节极度背伸时，力量作用在舟状骨和桡骨背侧唇上，如外力继续作用，即可撞击头状骨头部，引起骨折。当掌屈时，腕背部受直接暴力打击，力传导到头状骨，也可造成骨折。

②临床表现：骨折部可有肿胀、疼痛及压痛，并有腕关节活动受限。

③注意事项：头状骨骨折在正位 X 线片中不难诊断，侧位片容易显示骨折及脱位。

（5）大多角骨骨折

①受伤机制：腕背伸、桡偏及拇指外展位跌倒时，暴力通过第一掌骨和桡骨茎突之间，压迫造成大多角骨体部骨折。腕背伸位跌倒时，暴力直接作用在大多角骨嵴也可引起骨折。

②临床表现：大多角骨局部疼痛及压痛。

③注意事项：手尺侧紧贴暗盒，前臂前旋 20° 拍片，最易显示大多角骨体部骨折。大多角骨嵴骨折，在腕管位的 X 线片上显示最清晰。

（6）隐匿性骨折

①损伤机制：舟状骨隐匿性骨折多数由明显的外伤所致，常见的损伤是人在摔倒时，腕关节背伸及桡偏时手着地。

②临床表现：患者持续腕关节疼痛，活动受限，舟状骨隐匿性骨折在腕部鼻烟窝部位有压痛，疼痛在桡偏背伸时加剧。

③诊断要点：NMRI 显示隐匿性骨折最敏感，因为 NMRI 不仅能显示骨皮质及骨小梁的断裂，还能显示骨折线附近的高信号骨髓水肿。第一，骨小梁互相嵌入或稍有骨小梁移位时，隐匿性骨折线在 T_1WI 与 T_2WI 均为低信号，可呈网状、线条状或不规则状。第二，骨小梁压缩骨折，出现水肿反应，T_1WI 为低信号，T_2WI 骨皮质下可见异常片状高信号。第三，骨折有移位时可成角畸形，称为驼背畸形，即近端骨折端向掌侧倾斜后的畸形愈合。当有驼背畸形后，常会伴有背侧腕骨不稳定。矢状位图像是显示此畸形的最佳图像。第四，增强扫描可以显示骨折端的血供状态，如没有强化说明至少有暂时的血液供应不足，将来发生缺血坏死的可能性大。

④注意事项：在舟状骨骨折诊断过程中要注意一个重要问题，骨折近端血液供应情况，即骨折近端是否会出现骨缺血坏死。在判断骨折端血液供应状态时，有时需要加数字减影才能鉴别细微的血液供应差异。

4.腕关节内在韧带与肌腱损伤

腕关节内在韧带是指各腕骨之间的韧带，其中最重要的是舟月韧带和月三角韧带。舟月韧带是连接舟骨和月骨近缘的韧带，损伤后常引起腕关节掌侧疼痛。

（1）舟月韧带损伤

①损伤机制：多数由明显的外伤所致，常见的损伤是在摔倒时，腕关节背伸及桡偏时手着地。

②临床表现：患者持续腕关节疼痛，活动受限，在腕部舟月韧带处有压痛，疼痛在尺偏背伸时加剧。

③诊断要点：X线片通常能提供可靠的诊断信息。由于舟月韧带是保持舟骨、月骨稳定的主要韧带，舟月韧带断裂后会发生舟骨前倾及月骨后倾。增加舟骨与月骨之间的角度，严重者会出现舟月分离，即舟月骨之间距离增大。NMRI是最佳的诊断手段，尤其是有关节积液时，NMRI关节造影能增强诊断的敏感性。造影剂通过舟月间隙由桡腕关节流向中腕关节。

④注意事项：若患者不能做NMRI，可以做CT关节造影。

（2）月三角韧带损伤

①损伤机制：多数由明显的外伤所致，常见的损伤是在摔倒时，腕关节背伸及桡偏时手着地。

②临床表现：患者持续腕关节疼痛，活动受限，在腕部月三角韧带处有压痛，疼痛在尺偏背伸时加剧。

③诊断要点：由于月三角韧带是维持月骨和三角骨之间稳定的主要韧带，故月三角韧带断裂后会发生月骨前倾，严重者会出现月骨与三角骨之间距离增大。关节造影时造影剂可通过舟月间隙，由桡腕关节流向中腕关节。

④注意事项：由于舟三角韧带较小，常规磁共振检查对诊断其损伤相对有限，敏感性在50%～60%，磁共振关节造影能提高诊断敏感性到80%以上。[①] 所以，

---

① 张举.实用临床影像诊断学[M].2版.长春：吉林科学技术出版社，2019.

笔者主张当怀疑有舟三角韧带损伤时，应该做关节造影。若月三角韧带断裂，将导致腕骨掌侧不稳定。

（3）尺侧伸腕肌腱病

①损伤机制：右尺侧伸腕肌腱位于腕关节背侧伸肌第六间隔内。尽管有许多腕掌的屈肌腱及伸肌腱通过腕关节，但真正的腕关节急性肌腱损伤相对少见。多数是由慢性反复疲劳导致的损伤，比较常见的是尺侧伸腕肌腱及在桡侧的拇短伸肌腱及外展拇长肌腱损伤。腱鞘炎滑膜通常是由手、腕反复运动所致。尺骨茎突处直接的损伤可致纤维瘢痕组织形成，也会引发此病。

②临床表现：尺骨茎突处局部软组织肿胀、疼痛，腕部活动时疼痛加剧，活动受限。可有摩擦感及弹跳感。

③诊断要点：磁共振检查的轴面像最佳，可表现为肌腱增粗，信号增加，腱鞘增厚及水肿，肌腱可出现纵向撕裂。当有尺侧伸腕肌腱支持带断裂时，会出现尺侧伸腕肌腱脱位。腕关节 NMRI 轴面 T_2WI 压脂显示尺侧伸腕肌腱向掌侧脱位（短箭），长箭显示的是尺骨的尺侧腕肌腱沟中心。

④注意事项：当只有腱鞘滑膜炎，磁共振显示高信号组织围绕相对正常的肌腱。

（4）狭窄性腱鞘滑膜炎

狭窄性腱鞘滑膜炎是指腕部背侧第一伸肌间隔腱鞘滑膜炎及肌腱病。此间隔内含有拇长展肌腱及拇短伸肌腱。

①受伤机制：多数由创伤及反复过度使用拇指所致，也可由类风湿性关节炎及感染所致。

②临床表现：桡骨茎突处肿胀、疼痛，在腕部和拇指活动时加剧。

③诊断要点：磁共振表现在腕部背侧第一伸肌间隙内的肌腱增粗，信号增加，包括拇长展肌腱和拇短伸肌腱，肌腱鞘增厚及软组织水肿，可有部分肌腱纵向撕裂，并可能有鞘内积液。

④注意事项：观察图像时，除了观察肌腱的形态和信号改变，还要测量受累肌腱的长度。

二、关节周围病及关节病影像诊断

（一）肩袖撕裂

肩袖是由覆盖在肩关节周围的肩胛下肌腱、冈上肌腱、冈下肌腱和小圆肌腱所组成的。肩袖疾病常常导致肩关节疼痛和活动受限，其根本原因在于随着年龄增长，肩袖内部结构发生退行性变化。肩袖的退化可能导致肩峰下继发骨质增生，进而加速肩袖的退化，最终导致肩袖撕裂。过度的劳累也可能加速内在的退变。肩袖疾病可能与肩部周围组织受到物理性撞击或外伤有关。相关研究表明，受到冲击可能引起肌腱发炎或退行性变化，一些专家认为损伤更容易发生在肩袖的滑囊侧。尽管外伤可能引起肩袖撕裂，但大部分肩袖撕裂并非由急性外伤引起。肩袖撕裂长期存在时可能引起肱骨头和关节盂的磨损，这种情况被称为肩袖关节病。

肩袖撕裂实际发生情况可能远多于临床所见，部分肩袖撕裂的发生率为12%~35%，全层撕裂的发生率为5%~25%，一般认为，发生在关节一侧的撕裂较滑囊一侧的相对多见。肩袖撕裂多见于男性，发病年龄在50岁以上者占80%~90%，多发生在常用肩一侧，肩部疼痛和外展外旋活动障碍是其两个主要临床特征。[1]

1.X 线平片

X线平片可以检查肩膀处是否存在骨折和脱位的现象，并且可以注意到滑囊周围弧形脂肪层的缺失，不过这并非某种特定病情的特征，也可能出现在炎症性疾病比如风湿性关节炎、钙化性肌腱炎等疾病中。患有慢性肩袖损伤的患者，在X线检查中可能表现为肱骨与肩峰之间的间隙较小，约小于0.6厘米或0.7厘米。肩峰远端和肱骨大结节变得不规则，可能出现囊肿和硬化。

在进行肩关节X线检查时，完全性肩袖撕裂表现为肩峰下和三角肌下滑囊内有造影剂渗入，在肱骨大结节外侧上方、肩峰下方区域呈现出月牙状、盖帽状或不规则形状。在腋窝轴位片上，肩胛下滑囊在肱骨解剖颈附近呈现出一种类似于"鞍囊"的形状。在一些患者的肩部出现肩袖完全撕裂时，也可以观察到X线造影剂向肩锁关节水平滑落。肩袖内部的撕裂及滑囊侧部的撕裂，在肩关节造影时无法被显示出来，但通过肩峰下滑囊造影可以观察到滑囊侧部的撕裂。使用关节

---

[1] 张举．实用临床影像诊断学（下）[M].2版．长春：吉林科学技术出版社，2019：272.

造影可以发现肩袖部分受损的情况，表现为在肩胛骨上方关节腔附近出现的不规则环状或线状造影剂聚集。

2.CT 关节造影

肩袖撕裂表现为肩关节前方软组织内有明显的月牙状或不规则的高密度造影剂充盈。肩袖破裂口及其肌腱周缘的不规则挛缩也可被显示。CT 关节造影还能发现普通关节造影很难显示的冈下肌腱和肩胛下肌腱等处的破裂及肩袖破裂时可能伴随的盂唇撕脱、Bankart 病等骨和软骨性病变。另外，CT 还可以显示当慢性肌腱撕裂存在时，在肩袖肌肉内发生的脂肪浸润，其中肩胛下肌和冈上肌是最常见的。脂肪肌浸润最常发生在撕裂的肌肉，但并不绝对。脂肪的积聚可以在撕裂后的 6 个月内发生。当肌腱的撕裂被修复后，肌肉内的脂肪浸润可以减退，但也并不绝对。

3.磁共振检查

磁共振检查的准确性很高，内在的肩袖退变在质子加权图上显示为肌腱内的增高信号，这种情况持续存在，但在 T_2 加权像上并没加强。在这些病例中，盂肱关节或肩峰下滑囊内可见有很少量积液。

这一现象可以发生在肌腱内，也可以发生在滑囊或关节的一侧，在短 TE 的磁共振检查（MR）图像上，部分撕裂显示为局限的信号强度增高区，在长 TE 的图像上这些区域的信号强度又相对增高，但是尚未达到关节内液体的信号强度。这些异常的病灶并不累及肌腱的全层。在盂肱关节内可能有积液，特别是当部分撕裂发生在关节一侧时会有这种情况。而如果部分撕裂发生在肌腱的滑囊一侧，则可见到肩峰下滑囊的积液。

肩袖完全撕裂表现为在肌腱的一处见到有贯穿它全层的异常高信号病灶。可能是由于液体的缘故，在 T_2 加权像上，肌腱裂口处常常显示为显著的高信号。撕裂通常伴随着盂肱关节内液体的增多，而且盂肱关节可通过缺损处与肩峰下滑囊相通。

大的肩袖撕裂可以表现为肩袖的全层缺损、肌腱的回缩、受累肌肉的萎缩和相应的脂肪浸润，以及肱骨头的向上移位。偶尔，在这样的撕裂情况下，会于肌腱、盂肱关节或肩胛下滑囊内见不到或仅见到很少量的积液。这些病例的诊断需要结合前面所描述的其他征象来确认，另外一个偶可见到的征象是肩袖关节病造成的盂肱关节骨性成分的不规则。在撕裂较大时，损伤常常扩展并贯穿冈上肌和肌腱的前后径，累及冈下肌和肩胛下肌的部分或全部。但是对于那些没有累及冈上肌的撕裂，这种情况则很少见。

偶尔在长期患有肩袖撕裂的患者中，肩锁关节囊的下面可能被侵蚀，使得盂肱关节内的液体可以直接流到肩锁关节内。在关节造影上，可见注射到盂肱关节内的造影剂进入肩锁关节内。MR 图像上所见到的肩锁关节内的积液可能与肩袖撕裂有关，但多数是由肩锁关节的内在疾病造成的。同样，肩峰下滑囊内的积液既可以由肩袖撕裂造成，也可以由肩峰滑囊炎引起。

在冈上肌肌腱远端存在一个正常的信号增高区，它位于肌腱附着处近侧约 1 厘米的部位。对于这一信号增高区有不同的解释。它可能代表在肌腱内的亚临床的退行性变。而部分学者则将在 T 加权像上的这种增高信号归因于"魔角"现象，在这种情况下，与主磁场成 55° 角的肌腱可在短 TE 图像上显示一个高信号的伪影。它们认为这样增高的信号也会在中间权重的图像上被发现，但不会在长 TE 的图像上出现。

肩部的体位也可能导致误诊。如果臂部内旋，远端的冈下肌肌腱和在后部的冈上肌肌腱小分支将移向前面，致其在冠状斜位，向上进入冈上肌的主要肌腱的所在平面。在冈下肌肌腱的多个分支之间或冈上肌前面的主要肌腱和后面的小分支之间有交错对插的肌肉，一些脂肪纤维组织沿着这些肌肉分布，可以导致在短 TE 图像上出现明显的信号增高区，而在 T_2 加权像上则减退。通过观察在矢状图像上完好的肌腱可以得到正确的结论。

从以上各种方法来看，MR 检查对人体无害，软组织对比好，可以从多平面、多序列来观察，它不仅能显示肩袖的完全破裂，而且能直接显示肩袖内层和滑囊侧的撕裂，它能显示肩袖撕裂的部位、大小及其边缘情况，并且较其他方法更为精确，因而是检查肩袖撕裂的首选方法。

（二）肩峰撞击综合征

肩撞击综合征是指肩关节上举、外展或内收及内旋时，因肩关节周围结构受压引起的一系列肩部症状，体格检查表现及影像学表现。压迫可来自外部（肩峰下撞击）或内部（肩袖下方和后上方盂唇），有可能导致持续疼痛和功能障碍。

肩峰下结构的撞击性损伤的形成因素有很多，包括肩峰位置过低、钩状肩峰、大结节位置过高、肩峰下骨赘形成、肩锁关节肥大等。除此之外，动力因素也可能导致碰撞的发生。例如，在肩部外展时，肱二头肌长头的肌腱对于保持肱骨头在关节窝内的稳定起着重要的作用，如果该肌腱受损，可能成为肩峰撞击综合征发生的潜在诱因。肩峰撞击综合征可分为原发性和继发性两种类型，原发性肩峰撞击综合征的患者一般都不是运动员，发病原因与患者喙肩弓的变化有关。而继发性肩峰撞击综合征通常出现在那些经常需要进行手臂高于头部运动的运动员身上，与其肩部关节或肩胛骨的不稳定有关。

一些特定职业的人，如园艺工人、木匠、画家，以及从事游泳、网球、投掷等运动的运动员，容易患上肩峰撞击综合征。该病随着发展程度不同具有不同的临床症状，包括疼痛、无力、僵硬等，尤其在臂部屈曲并内旋时症状加剧。此外，上肢在内旋和外展时的动作也受到限制。

在进行肩部 X 线检查时，有时会显示肩峰前部有骨赘，这是肩峰撞击综合征的一个明显特征，多发于晚期。骨赘是指在喙肩韧带处的肩峰前下方延伸，朝向喙突，并在内侧略微向下延伸。有时，X 线照片上肩峰末端的表现可能与肩峰下骨赘相似，需要注意区分。

更进一步的影像学检查手段，如关节造影、CT 关节造影、肩峰下关节囊造影以及 MR 等也会被用到，但它们的任务不是建立诊断，而是要确定肩峰撞击综合征病变的范围和明确发病原因。MR 可以检查肩袖信号的异常或断裂、肩锁关节的骨关节炎、关节囊的肥厚及肩峰下滑囊的炎症和积液等，但这些都不是特异性的。另外，由于 MR 机架的形状限制了患者的检查姿势，只能让其手臂放在身体旁边，此时即便在冈上肌肌腱见不到喙肩弓的压迫，也不能排除肩峰撞击综合征，反之，当上肢处于这样的位置时，没有肩峰撞击综合征的症状和体征的患者也可能见到这样的压迹。如果在引发肩峰撞击综合征的体位进行检查，MR 诊断该病的价值将增加。

（三）肩关节不稳

盂肱关节的稳定有赖于关节盂唇、关节囊（包括盂肱关节韧带）和肩袖的支持和限制作用。当这些结构出现问题时，盂肱关节就变得不稳定。关节不稳可以在临床和解剖上表现为半脱位或症状明显的脱位，并可以表现为慢性的反复发作或者急性的一次发作。盂肱关节是身体发生脱位和半脱位最常见的部位，有研究表明大约 45% 的脱位发生在盂肱关节。肩关节脱位最常发生于前面，在喙突下，常继发于急性外伤。最初发生脱位时，关节盂唇和前面的关节囊可能被损坏，肱骨头后外侧的压缩性骨折或 Hill-Sachs 畸形也可发生。这些病变使得脱位容易反复发作，且常常是在无或仅有外伤的情况下发生。习惯性的脱位常见于年轻的患者，它们在 40 岁以上的患者中较少见。

关节不稳有三种类型：外伤性、非外伤性和随意性。外伤性的关节不稳最为常见，绝大多数患者有外伤史，单侧发生，经常伴有盂唇或关节囊的撕裂，在前面比在后面更常发生。非外伤性关节不稳远较外伤性关节不稳少见，患者一般没有外伤史，不稳是多方向的，并且可以双侧发生。单纯由于肌肉收缩而产生随意性关节不稳的患者可能有精神或情绪的失常。

普通 X 线照片可以确定肱骨头的异常位置，还可以发现在脱位时发生的骨损伤，但在 CT 或 MR 上可以更清楚地识别它们。当肱骨头向前脱位时，会撞击关节盂前部，产生骨的 Bankart 病变（关节盂前缘骨折）或者 Hill-Sachs 畸形（肱骨头后外侧缘的压缩性骨折）。而发生后脱位的患者，可以在肱骨头的前内缘见到"反" Hill-Sachs 病变，同时合并肩胛骨后部或盂唇异常。

常规的关节造影在评价盂肱关节不稳上有一定的限度。另外，当脱位的肱骨头前移时，可造成关节囊撕裂或使关节囊从关节盂处和肩胛颈分离，导致在肩胛下和腋部的隐窝之间产生不正常的隐窝，在进行关节造影时，它会被造影剂填充，遮盖肩胛下隐窝和腋部隐窝之间的凹陷处。这一发现在臂部内旋时的照片上最明显。

MR 和 CT 的关节造影常能发现因关节不稳导致的解剖结构改变，但是发现关节不稳的特征并不能揭示病变是否正在进行。因为解剖结构改变可以发生在单独的一次脱位，而且在进行影像检查时很少能够确定肱骨头的实际移位。关节不稳的影像特征包括关节盂缘的异常、关节囊剥离和肱骨头变形。

关节盂唇前下部的断裂常见于有反复发作的关节前脱位的患者。关节盂唇的完全缺损、盂唇从关节盂边缘的移位或者在盂唇内异常的线状信号增高区可以作为 MR 诊断关节盂唇撕裂的依据。在 CT 关节造影中可应用类似的诊断标准。盂唇前部的撕裂是最容易被这两种方法诊断出来的，但对于盂唇上部撕裂诊断的准确性则有所下降，对于盂唇后部和下部的撕裂诊断的准确性则较差，但是孤立的盂唇部或下部的撕裂相对较少见。

盂唇有时也会发生一些正常变异，表现为盂唇后部在CT关节造影上的形状类似圆形，而在NMRI上则表现为三角形。盂唇前部的形状在不同的个体之间也有很大的差异，即便在同一个体，随着肱骨的旋转，盂唇的形状也会变化，内旋时盂唇部表现为较大的球形，而在外旋时它则变小并呈尖角状。盂唇的前部有时会出现水平的裂缝或垂直的凹口。但如果在后部见到这种情况则提示有撕裂。在采用自旋回波序列的影像上，偶尔可在盂唇的前部见到线状的高信号。这一现象单独存在不提示有撕裂，其原因还不清楚。

一些正常结构可能被认为盂唇撕裂。关节盂的透明软骨一直延伸到盂唇的下面，这会产生一个比盂唇的信号高的线状区，类似于撕裂。在肩胛下肌肌腱的水平位置，盂肱中韧带平行于盂唇的前部走行，也表现为低信号，类似于沿盂唇外缘的撕裂，通过对连续层面的观察可以进一步确定。

分析老年人的盂唇影像有时特别困难，因为盂唇病理性的变化从30岁以后就开始发生，并且随着年龄的增长越来越明显。在质子加权像或梯度回波像上，这些可以在盂唇内产生球形的增高信号。另外，老年人的盂唇会较小。

关节囊前部和盂肱韧带对肩关节的稳定也很重要。MR或CT关节造影可以用来显示关节囊前部的形状，并且最好在轴位图像上于关节囊中部的水平位置进行观察。关节囊前部在关节盂附着处越靠内，发生关节前部不稳的可能性越高。在关节后部不稳的患者的图像上则可见到关节囊后部的松弛以及关节囊后部从关节盂边缘的剥离。另外，肩袖肌肉对盂肱关节的稳定也有作用。可以利用MR，采用评价孤立发生的肩袖异常的标准来评估与关节不稳有关的肩袖病变。

第三章 常见运动损伤的处理

第一节 颈椎关节慢性不稳

一、颈椎关节慢性不稳的定义

颈椎关节慢性不稳是指在正常情况下，颈椎无法保持在正确的位置，导致颈椎向前、向后或向侧方移位。颈椎不稳可以根据发生的位置区分为上颈椎不稳和下颈椎不稳。上颈椎不稳通常表现为侧向和轴向旋转不稳，而下颈椎不稳则常见于前屈和后伸不稳。

二、颈椎关节慢性不稳的原因

（一）颈椎退变

①颈椎间盘退化、关节囊和韧带松弛，导致颈椎的灵活性减弱，在正常移动的情况下发生过度活动或异常活动。

②长时间保持错误的睡姿可能导致椎间盘退变。同时，也会导致肌肉和韧带受到不均匀的压力，从而加速颈椎老化的进程。

（二）颈部外伤

颈部外伤是指颈部受到外力作用导致的损伤，涉及颈椎、软组织等结构。

（三）慢性劳损

①日常的不良生活方式。长时间低头使用手机、打牌、看电视等活动会造成颈椎过度弯曲，增加颈部肌肉和韧带的负担，最终可能引发颈部损伤。

②日常工作中不良的身体姿势。这主要指那些需要长时间低头工作的人，如作家、雕刻家和刺绣师等。长时间低头会造成椎间盘承受过大压力，导致椎间盘和颈部肌肉韧带加速老化。

三、颈椎关节慢性不稳的症状

①心慌、胸闷、心前区疼痛。
②血压不稳。
③头晕、头沉、失眠。
④视力下降、眼胀痛、怕光、爱流泪。
⑤耳鸣及听力减退。
⑥吞咽困难、恶心、呕吐、声音嘶哑、干咳。
⑦手麻、肌肉萎缩。
⑧脚软无力、不能走直线、有踩棉花感。

四、颈椎关节慢性不稳的康复治疗

（一）急性期

1. 仰头望掌

受试者将双手举过头，掌心朝上，尽量向后仰头，看向天花板。为了达到最佳效果，受试者应确保将手臂尽可能地伸直向上。旨在放松肩颈肌肉，促进血液循环。

2. 旋肩疏颈

受试者双手掌心向下，交叉放在肩膀上，向前旋转再向后旋转，每个方向重复30次。在运动期间要确保颈部肌肉保持放松状态，以确保舒适感。旨在促进颈椎关节和肩关节的活动，维持关节的灵活性，缓解肌肉紧张和疼痛。

3. 头颈相抗

受试者双手交叉放在脖子后面，向后仰头，双手用力向前推，产生相互对抗的效果。保持动作平稳有序，避免追求速度和强度。旨在提高肌肉的柔韧性，增强颈部后侧肌肉的力量。

4. 左右伸展

受试者头部缓慢向左侧倾斜，保持 5 秒，然后返回中位，接着向右侧倾斜 5 秒，再返回中位。在这个过程中，注意保持双肩和颈部放松，动作要缓慢稳定，避免过度用力。旨在促进颈椎的血液循环，恢复关节和肌肉的弹性。

5. 前俯后仰

受试者双手交叉放在腰部，先把头低下使下巴靠近胸部，然后抬头向后仰。在这个过程中，确保动作轻柔且流畅，不要追求速度和力度。目的在于增强颈部肌肉的力量，同时保持颈部软组织的自然弹性。

6. 颈深屈肌的激活

颈深屈肌是由颈长肌、头长肌、头前直肌和头外侧直肌构成的。它是使颈椎保持稳定的重要因素，一旦颈深屈肌受损，会影响头部的定向能力。受试者可以站在墙边，将下巴收拢，然后用力推头抵住墙壁。每次保持 6 秒，每组 6 次，总共进行 3 组。

7. 颈伸肌激活

受试者采取跪姿，为颈椎留出足够的活动空间。分别以上、下颈椎为轴，动作缓慢地做颈部向后的伸展动作。每组做 10 次，做 3 组。

（二）恢复期

1. 抗阻训练

受试者双手交叉放置前额向后用力，头向前相对用力，做静力对抗运动，头保持在中立位，坚持 20 秒后放松，反复做 10~20 次；双手交叉放置头后向前用力，头向后相对用力，做对抗运动，头保持在中立位，坚持 20 秒后放松，反复做 10~20 次；受试者单手放置头的一侧用力推，头相对用力做对抗运动，头保持在中立位，坚持 20 秒后放松，反复做 10~20 次。

2. 伸缩下巴

正常情况下，人体颈椎处的生理前倾角度为 30°~40°，如果坐姿不正，头部会慢慢前伸，造成颈部不适，诱发慢性头痛、肩痛等。受试者取站姿或坐姿，挺胸抬头，目视前方，尽量使后脑勺和肩膀在同一个水平面上。用右手托住下巴，轻轻将头部向后推。推几次后可以适当放松，并慢慢做上下点头的动作。

3. 扩胸运动

从坐着时耸肩弓背对腰部产生的压力很大,易诱发腰痛。每隔30分钟做一次扩胸运动,能有效缓解腰部疲劳。受试者直视前方,后背挺直,两手在背后交叉。然后将两臂向后伸直,慢慢向上抬起,同时胸部用力向前顶,腰部向后弯曲。

4. 猫背运动

受试者取坐位,身体前倾,两手握住脚踝。然后,将两腿尽量前伸,有意识地去拉伸背部,可以缓解背部的僵硬酸痛。

(三)功能期

1. 弹力带静态抗阻练习

弹力带静态抗阻练习用于练习颈椎后侧、颈椎左右两侧的肌力。每次保持3～6秒,每组6～10次,练习2～3组,组间休息30～60秒。

2. 颈椎伸展夹背练习

在站姿下,后伸胳膊用力夹背,同时缓慢仰头到极限。会感觉到颈椎后侧和两侧肩胛骨向中间有明显挤压的感觉。每次保持3～5秒,每组6次,做2～3组。

3. 动态练习颈椎

动态练习颈椎有6个动作模式:仰头,低头,左、右侧屈,左、右旋转。

第二节 肩关节不稳

一、肩关节不稳的定义

肩关节不稳包括肩关节脱位、半脱位、不稳后疼痛、松弛在内的一系列疾病,对运动员训练影响大。

二、造成肩关节不稳的原因

(一)肩关节稳定性差

肩关节的稳定性取决于肩部关节囊、肩关节韧带和肩部肌肉之间的协调作用,如果这些部位中的某一个发生问题，其他部位将会进行代偿。不同种类的代偿都有它们的限度，一旦超过这个限度，身体就容易受到损伤。此外，韧带和关节囊的损伤是不可逆的。如果肩部周围的肌肉力量失去平衡，并且频繁使用肩关节，那么可能造成肩关节韧带和关节囊的损伤。韧带和关节囊在维持关节稳定性方面发挥着关键作用，它们需要特别保护。如果肩部肌肉弱化，可能影响肩关节韧带和关节囊的防护功能，导致身体产生过度代偿反应，进而引发肩关节劳损，导致肩关节稳定性下降，提升肩关节脱位的可能性。

（二）肩胛骨和肱骨位置异常

肩胛骨在正常情况下会存在 5° 下回旋，若此角度增加，可能导致肩胛骨关节盂与肱骨头关节面不匹配，从而可能引发肩关节问题。肩胛骨关节盂与肱骨头关节之间的结构协调紧密，二者在维持肩关节稳定方面扮演着关键角色。由于现代社会中很多人习惯久坐，因此许多人出现了翼状肩的情况。这将导致肩关节周围肌肉的不平衡，造成正常肩胛骨的错位，甚至可能引发上旋肩，导致肩部内倾和向前旋转等问题的出现。这种情况可能导致肩胛骨的稳定性受到严重影响，使肱骨处于类似"半脱位"的状态。这也是导致现代人容易发生肩关节脱位的一个因素。

三、肩关节不稳的症状

肩关节不稳的症状包括肩部酸痛，在运动或携带重物时可能加重。并且在上举或外旋到一定角度时，伴有关节失去稳定性并发出声响，当负重时症状更加明显。大多数患者感觉疲乏和缺乏活力，无法长时间搬运重物；大约有三分之一的患者会出现肩膀周围的麻木感。此外还可能出现肌肉萎缩和关节活动受限等症状。

四、肩关节不稳的康复治疗

（一）急性期

1.康复目标
①疼痛管理。
②保持活动。

③保持神经肌肉的控制。

④防止肌肉萎缩。

2.康复内容

①伸指、握拳练习：患者用力张开手掌保持 2 秒，然后以最大力量握拳，保持 2 秒，放松后重复。每组 30 次，每次 3 组。

②腕关节主动屈伸练习：患者腕关节在屈曲位置保持 2 秒，在伸直位置保持 2 秒，放松后重复。每组 30 次，每次 3 组。

③肱三头肌等长收缩练习：在保持肌肉长度不变的情况下进行发力。患者每次发力保持 3 秒，放松后重复。每组 30 次，每次 3 组。

④耸肩练习：患者耸肩至可耐受的最大力量，保持 2 秒，放松后重复。每组 20 次，每次 3 组。

⑤后缩肩胛骨练习：后缩肩胛骨到可耐受的最大力量，保持 2 秒，放松后重复。每组 20 次，每次 3 组。

⑥肩关节摆动练习：患者身体取前屈位，摆动手臂。先前后方向，再左右侧向，最后进行绕环（画圈）动作，并逐渐扩大活动范围，每个方向每组 20～30 次，每次 2 组。

⑦单臂爬墙训练：患者面对墙壁，手指慢慢沿墙向上移动到可承受的最大高度，然后回到起始姿势。每组 30 次，每次 2 组。

3.训练强度

该阶段训练简单，强度较低，患者可以每隔 2 个小时就进行一次训练。

（二）恢复期

1.进阶标准

①疼痛得到控制。

②组织愈合。

③接近正常关节活动度。

④提升力量训练耐受性。

2.康复目标

①避免进一步损伤和疼痛。

②恢复上肢力量和肌肉的平衡、稳定。

③提升肩关节灵活性。
④提高神经肌肉控制和协调能力。
⑤提升本体感觉。

3. 康复训练内容

①胸椎灵活性训练：患者的一只手在肩关节正下方，另一只手放在腰上，骨盆坐在足跟上，吸气时不动，呼气时转头再转动胸廓。每组15次，做3组。

②胸椎伸展性训练：患者取站位，前臂始终贴在墙上，鼻尖贴近墙壁，缓慢向下蹲。每组10次，做3组。

③墙上天使训练：背部靠墙，稍蹲或不蹲，让手肘靠近墙壁，做上下伸展运动。动作完成过程中强调核心稳定。每组15次，做3组。

④双肘撑墙过顶伸展（前锯肌训练）：面向墙壁，在墙和手臂之间放一个物体，用肩部力量将其在上下空间移动。进阶版可在双手之间用弹力带增加阻力。每组15次，每次3组。

⑤肩关节YWTY训练：每个动作20次，做3组。

⑥肩关节弹力带抗阻耸肩和后缩肩胛骨训练：取坐姿或者站姿，将弹力带绑在肩部作为阻力，在抗阻下进行耸肩和后缩肩胛骨训练。每组25次，做3组。

⑦弹力带划船训练：每组30次，每次做3组。

⑧弹力带抗阻内外旋训练：肘关节贴紧躯干（很重要，否则练不到目标肌群），做肩关节的内旋和外旋。每组15~20个，每次做3组。训练过程中注意保持身体的固定，不要用躯干来旋转。同时，阻力不宜过大，否则会有代偿现象。

⑨肩关节本体感觉训练：该训练需要患者在四脚朝天的姿势下进行。患者闭眼，检查者通过弹力带为患者随机提供各个方向的拉力，患者要对抗这种突如其来的拉力。每组10次，每次做5组。

2. 训练强度

以上内容中写的次数和组数，仅供参考，可根据自身情况，进行加减组数。

（三）功能期

1. 进阶标准（从恢复期进入功能期）

①没有疼痛。
②彻底愈合。

③全范围活动。

④达到健侧正常力量的75%～80%。

2. 康复目标

①提高各个方向的活动度。

②增强肌肉力量和耐力，为达到工作和运动的要求做好准备。

③学习如何训练稳定肌群，学习正确姿势，改变生活方式，预防再次损伤。

④为参加体育训练和日常生活做准备。

3. 康复内容（纠正上肢不良姿势和强化肌肉力量）

①拉伸胸大肌：每组30秒，每次每侧2组。

②俯卧位上半身悬空抗阻训练：患者取俯卧位，颈部悬空，收下颌并将双手放在头颈部。保持90～120秒，每次做2组。

③俯卧头夹背：患者取俯卧位，微收下颌，双手向外伸出，同时肩胛骨后缩，让手臂前后滑动。每组15次，每次做5组。

④站姿气场大法：站位，起始姿势为双手水平外展，手心向下，吐气时，过渡到手心向上，同时向后缩肩胛骨至最大位置，保持2秒，吸气回到起始姿势。每组10次，做5组。

⑤最大幅度弹震训练：站位，患者将手臂后伸至最大幅度，然后稍微前伸，在此位置下进行前后弹震训练。每组30次，做5组。

第三节　网球肘

一、网球肘的定义

网球肘，在医学上称肱骨外上髁炎，是一种肱骨外上髁处的伸肌总腱起点附近的慢性损伤性炎症，因网球运动员患病率较高而得名。

二、导致网球肘的原因

经常性地收缩前臂伸肌可能导致肱骨外上髁附近的肌腱受损，引发炎症反应，最终导致肌腱止点退行性变化，形成网球肘。网球肘是一种长期反复活动腕部导致的疼痛和炎症反应，主要是腕部过度使用引起前臂肱骨外上髁处的慢性损伤。例如，在打网球时，不正确击球；网球拍尺寸不当，网拍线的张力不合适。过度使用手臂力量，从事专业的技术类工作，如涂油漆、划船等。

三、网球肘的症状

网球肘的发病过程比较缓慢，最初可能只出现外侧肘部的酸痛，疼痛可能向上或向下延伸。患者最初只觉得隐隐作痛，不愿意活动疼痛处，之后手会无法使出足够的力量来拿取物品，进行提壶或拧毛巾等动作可能增强疼痛感。肱骨外上髁处通常会有一个特定位置非常敏感，在这一区域可能感到压痛，并且压痛可能延伸到下方，甚至在伸肌腱上也会有轻微的压痛和活动时带来的疼痛。虽然没有红肿，而且肘关节的弯曲和伸展没有受影响，但是在前臂旋转过程中会感到更加强烈的疼痛。疼痛会在使用手指、手腕或拿筷子时异常明显。在阴雨天气，也有一部分患者可能感到疼痛更加严重。

（一）网球肘的常见症状

较为常见的症状有肘部外侧出现疼痛和灼热感，握力下降，在活动前臂时可能听到肘关节发出声响。一般来说，网球肘引起的疼痛在最初阶段是比较轻微的，然后逐渐严重。一些患者可能在握拳或伸展手臂时因为感到疼痛而难以持物。

（二）具体表现

肘关节外侧局限性疼痛，可向前臂扩散；常影响握持工具，无力拧干毛巾；肱骨外上髁或在肱桡关节处或环状韧带处有局部性压痛点；前臂抗阻力的屈曲和旋转可使疼痛加重。患者握力减弱，且有无力症状；但肘关节不肿大，肘关节屈伸范围不受限制。

四、网球肘的康复治疗

网球肘是一种自限性疾病，治疗目的是控制疼痛，治疗途径以非手术（保守治疗）为主。90%的患者可通过休息、冰敷、口服止痛药或局部封闭等方法使症状缓解。少数症状严重且保守治疗效果不佳的情况下，才考虑手术治疗。

（一）急性期

疼痛发作时，应立即停止体育运动或劳作，及时休息，同时保持肘关节制动，用网球肘专用护肘置于前臂近端肌肉发达处。也可用冰袋敷于肘关节外侧，每次 20～30 分钟，每隔 3～4 小时冰敷一次，直至疼痛消失。

1. 牵拉疗法

当急性疼痛消失后轻柔牵拉肘部和腕部，以不产生疼痛为宜。保持牵拉状态 10 秒，重复 6 次。

2. 背伸和掌屈的拉伸锻炼

一组做 3 次，每次持续 30 秒，每天 1 组。

3. 前臂旋转锻炼

一组 3 次，每次持续 30 秒，每天 1 组。

4. 肘关节屈伸锻炼

一组 3 次，每次持续 30 秒，每天做 1 组。

5. 双腕背伸锻炼

患者双手握住一根木棍，双上肢前举与肩同高，双腕关节缓慢重复屈伸活动。一组 10 次，每次维持 1～2 秒，每天做 1 组。

6. 负重屈腕锻炼

手握 0.5～1 千克重物，腕关节缓慢屈伸活动。一组 10 次，每次维持 1～2 秒，每天做 1 组。

7. 负重伸腕锻炼

一只手握 0.5～1 千克重物，另外一只手辅助后伸，腕关节缓慢屈曲。一组做 10 次，每次维持 1～2 秒，每天做 1 组。

8. 负重前臂旋转锻炼

手握偏重物，前臂置于桌面上，然后缓慢重复 180° 旋转动作。一组 10 次，每次维持 1～2 秒，每天做 1 组。

（二）康复期

1. 腕关节各个方向的活动

手腕关节在各个方向进行屈曲、伸展活动，每个动作在末端须停留 5 秒。每个动作做 10～20 次。

2. 三头肌拉伸

将一侧手臂上抬，弯曲置于背后；用另一侧手臂轻轻地向肘部施加压力，要感受明显拉伸感；保持30秒，每隔一天做3次。

3. 挤压球训练

选择一个弹性球（网球等），患侧手抓住球，挤压3秒，然后放松。在自身能力范围内，尽可能长时间保持挤压状态。每两天做10次。

（三）功能期

1. 弹力带抗阻训练

将弹力带的一端进行固定，用手抓住弹力带的另一端，然后施加适当的拉力。拉动弹力带，让其向上右方移动，直至达到顶点，然后回到原位。开始时手掌向内扭转，拇指朝下，完成动作时转向上方。共进行3组，每组10次，每隔一天进行一次训练。

2. 前臂内旋

挑选合适重量的物体，患者既可以进行单侧训练，也可以双侧同时训练。患者站立时，双脚保持与肩同宽，双手紧贴大腿与地面平行。拿起重物，做内旋和外旋动作。首先向内旋转让拇指朝下，然后向外旋转使拇指朝上，完成整个动作。每天3组，每组做10次，每隔一天进行一次训练。

3. 站立式手臂卷曲训练

患者站立时，双脚与肩同宽，将同侧手臂贴近身体，握住重物，屈起肘部使前臂与地面平行。每天3组，每组做10次，每隔一天进行一次训练。

第四节　腕关节扭伤

一、腕关节扭伤的定义

腕关节扭伤是指涉及桡腕关节、腕骨间关节、下尺桡关节及腕掌关节部分发生的损伤。腕关节的主要功能是使腕背伸、屈腕及前臂旋转。如果不小心摔跤时，用手掌或手背来支撑地面，导致腕部过度向后或向前弯曲，或是腕部过度转动，最容易引发腕关节扭伤。此外，也可能是腕部劳损过度、职业性劳损导致的。

二、腕关节扭伤的原因

①最常见的是跌倒后以手腕撑地。
②内在韧带损伤。
③外在韧带损伤。
④三角纤维软骨复合体损伤。

三、腕关节扭伤的症状

腕关节扭伤的常见症状包括腕关节的肿胀、疼痛，受压时局部有不适感，并且可能限制手腕的活动，进行某些动作时可能引发更为剧烈的疼痛。当韧带断裂或松弛时，会产生一些特殊阳性体征，如琴键征，这些迹象表明腕关节的稳定性可能有问题，但需要与健侧进行对比以确认。

四、腕关节的康复治疗

（一）急性期

在扭伤关节后，受伤区域通常会感到剧烈的疼痛，可以触摸到由肌肉紧张形成的硬块，触摸时产生不适感，同时可能伴随着局部肿胀或皮下出血，使受伤部位活动受限。当关节扭伤的情况发生时，应立即进行冰敷，将受伤部位置于冷水中或敷上冰袋，用适当缠紧的绷带固定受伤位置，以防止肿胀。可以考虑使用一些止疼和止血的药物。包扎应该在24～48小时后移除。根据伤情，可以先使用促进血液循环、减轻肿胀的药膏进行外敷，待受伤部位的出血停止后，再进行热敷治疗，有助于肌肉恢复力量和柔韧度。在一段时间后，逐渐扩大腕关节的活动范围，在开始时感到轻微的酸痛是正常的。当能够自如地活动手腕，而且没有不适感时，就可以开始进行腕部稳定性训练。

（二）恢复期

1. 伸腕肌拉伸

患者保持坐位，肩关节前屈，掌心朝下，肘关节伸直。另一只手放在该手的手背上并向掌侧用力下压腕关节。最大幅度保持30秒，每组3次，做2～3组。需要注意的是，有牵伸感为宜，切勿出现疼痛。

2. 屈腕肌拉伸

患者保持站位，肩关节前屈，掌心向上，肘关节伸直，另一只手掌放在该手的手掌上并向背侧用力压腕关节。最大幅度保持 30 秒，每组 3 次，做 2～3 组。需要注意的是，有牵伸感为宜，切勿出现疼痛。

3. 抓握训练

患者手握弹力球，做手掌抓握练习，先快速握紧挤压球，再缓慢回到起始位。每组 20 次，做 2～3 组，保持节奏，练习至肌肉有酸胀感为宜。随着握持力量的增强，可更换弹力更大的弹力球。

4. 腕部多向主动运动

手腕分别做掌屈、背伸、尺偏、桡偏。每组 10～20 个，注意在无痛范围内运动，左右腕交替练习，每天多次练习。

5. 腕部肌力训练

可借由弹力带或小哑铃等给予手腕不同方向的阻力，每组 1～20 次，练习至肌肉有酸胀感为宜，双侧交替。随着力量的增强可通过增加哑铃重量或者更换弹力带逐渐增加负荷。

（三）功能期

1. 腕关节活动度练习

患者轻柔地向前弯曲手腕，在最大限度的弯曲状态保持 5 秒。把手背轻轻地向上弯曲，保持这个姿势 5 秒。轻轻地向手的两侧运动，在最桡偏和尺偏的位置上各坚持 5 秒。在训练中，每组动作进行 10 次，每个动作保持 5 秒，共进行 3 组。

2. 腕关节拉伸练习

患者可以先用手按压患侧手背，使腕关节弯曲到最大限度，然后保持这个姿势不变。用手握住受伤一侧的手掌或手指，然后向后拉伸，直到腕关节处于向上伸展的位置，然后保持这个姿势不动。确保患侧肘关节是伸直状态。在训练时，每组 3 次，每次每个位置坚持 15～30 秒，每天进行 3 组。

3. 腕关节背伸拉伸练习

患者站立时，双手撑在桌子或窗台上，手指朝前，并保持手臂伸直。身体向前倾时，手腕掌侧感到有一种拉扯感。在训练时，每组 3 次，每次持续 15～30 秒，每天进行 3 组。

4. 前臂旋前和旋后练习

患者屈曲肘部至 90°，将前臂伸向前方，同时伸出五指并将它们并拢。将手掌朝下保持 5 秒，然后缓慢地向外旋转，使手掌朝上，并保持这个动作 5 秒。在进行训练时，要保持肘部靠近身体。如果感觉不费力的话，可以手拿饮料瓶或哑铃进行，每组 10 次，每天进行 3 组。

5. 腕关节屈曲练习

患者掌心向上，手握哑铃，匀速向上用力使腕关节屈曲，然后缓慢放松回到原位。根据自己练习的情况可以适当增加哑铃重量，每组 10 次，每天做 3 组。

6. 握力练习

手握橡皮球、橡皮圈或者握力器，用力抓紧，并保持姿势不动。练习时，每组 10 次，每次坚持 5 秒，每天做 3 组。

第五节 髌骨半脱位

一、髌骨半脱位的定义

髌骨半脱位是指髌骨在关节中的运动轨迹发生变化，使其向外侧滑移。临床症状一般表现为髌骨畸形和髌骨功能障碍。

二、引起髌骨半脱位的原因

引起髌骨半脱位的原因主要可以归结为两种：一种是先天性原因，另一种是后天外在损伤。

①先天原因：患者可能从出生起就具有高位髌骨或髌骨更厚、更大的特点，这种生理特征可能导致髌骨半脱位症状的发生。

②后天外在损伤：一般指在剧烈运动中，因动作用力过猛或不正确而导致髌骨向外侧滑移。

三、髌骨半脱位的症状

①有明确的外伤史，导致膝关节剧烈疼痛，随后膝部开始肿胀。绝大多数的

疼痛发生在髌骨周围，尤其是靠近内侧位置的部位最为明显。肿胀可能由关节内出血或慢性滑膜炎引起。

②因髌骨呈局部畸形，髌骨在屈膝时常出现半脱位情况，主要是向外侧滑移。在伸膝时，有时会自行返回到原来的位置。

③功能障碍。功能障碍是由髌骨部分位置错乱引起的，导致膝关节在活动时脱离正确的位置，使得完成部分动作变得困难或需要更大的力气才能完成。

④如果髌骨半脱位症状在较长时间之后依然没有得到改善，就可能导致习惯性脱位。患者髌骨半脱位后，需要经过手动复位及全面的康复训练来进行有效治疗。髌骨半脱位的常见症状：第一，髌骨可见平移（常位于膝部外侧）；第二，膝盖出现疼痛，尤其是负重和伸膝时；第三，膝盖肿胀的同时髌骨有摇晃感；第四，触碰髌骨周围时有痛感；第五，在负重时有不稳定或失去平衡的感觉；第六，大腿常出现无力症状。

四、髌骨半脱位的康复治疗

（一）急性期

1. 站位腘绳肌拉伸练习

患者患侧腿伸直，将足跟放在大约40厘米高的凳子上。以髋关节为支点，向前倾身，直到感觉到大腿后方有轻微的牵拉感时停下，然后保持这个姿势不动。确保双肩平齐，保持正确的姿势，避免出现缩肩或驼背的情况。每组做3次，每次保持15~30秒，每天做3组。

2. 股四头肌拉伸练习

患者站在墙边，身体离墙大约30厘米，患侧腿在外，膝盖弯曲，用一只手握住踝关节，将足跟拉向臀部，保持眼睛直视前方，背部挺直，不要低头或驼背。每组3次，每次坚持15~30秒，每天做3组。

3. 侧卧位抬腿练习

患者保持侧卧位，患侧腿在上，将腿绷直，向上抬高约30厘米，维持姿势不动，注意放下腿时匀速、缓慢。每组3次，每次坚持10秒，每天做3组。

4. 坐位股四头肌收缩练习

患者保持坐位，将患侧腿伸直，健侧腿自然屈曲，患侧膝关节后方（腘窝）

用力下压床面，使股四头肌有收缩绷紧感。每组 10 次，每次坚持 10 秒，每天做 3 组。

5. 直腿抬高练习

患者保持半仰卧位，健侧腿膝关节弯曲，以便使足底踩在床面上，患侧腿伸直，股四头肌用力收缩绷紧，将腿抬离床面约 20 厘米，维持姿势不动。注意膝关节不要弯曲，抬腿不要过高，放下腿时匀速、缓慢。每组 10 次，每天做 3 组，每次练习应使腿部有明显的疲劳感。

（二）恢复期

1. 抵球靠墙下蹲练习

患者背靠墙壁站立，双脚距离与肩同宽，足跟距墙壁约 60 厘米。先将篮球或足球放在腰部的正中央位置，然后向后用力将球推向墙壁，最后慢慢弯腿蹲下，把球移到肩膀处，膝盖弯曲大约 45°。保持这个姿势不动，让双肩放松，身体保持挺直，在下蹲和移动球的过程要匀速进行。每组 10 次，每次坚持 10 秒，每天做 3 组。

2. 膝关节稳定性练习

准备一根长度在 1.5～2 米的弹力带或拉力带，将两端打结，做成双股环状，并将其中打结的一端固定在门把手或床腿上，另一端固定在患者健侧踝关节。患者使身体保持稳定，直到坚持不住时停止，休息 5 分钟后再尝试同样的动作。

3. 前向稳定性练习

患者站在固定物前，将重心放在患侧腿上，稍微弯曲膝盖，接着用力向后拉动弹力带。每组进行 10 次，每天做 3 组。

4. 外侧稳定性练习

患者转体 90°，患侧腿靠近固定物站立，并向内用力拉动弹力带。每组 10 次，每天做 3 组。

5. 后向稳定性练习

患者转体 90°，身体背向固定物，膝关节略微屈曲，患侧腿向前用力拉动弹力带。每组 10 次，每天做 3 组。

6. 内侧稳定性练习

患者转体 90°，健侧腿靠近固定物，患侧腿向内侧用力，牵拉弹力带。每组

10 次，每天做 3 组。训练时如感觉单腿站立有困难，可以准备一把椅子，用手扶住椅背来辅助平衡。

（三）功能期

1. 膝关节伸直抗阻练习

准备一根长 1.5~2 米的弹力带或拉力带，将两端打结，做成双股环状，并将其中打结的一端固定在门把手或床腿上，患者需要背对着固定物坐在治疗床上，将患侧腿放在床沿外侧。将弹力带套在脚踝上方，在自然屈膝下垂的状态下，向前伸展膝关节并拉动弹力带。每组 10 次，每天做 3 组。

2. 站位腓肠肌拉伸练习

患者面向墙站立，将身体的重心向前移，双手伸直扶墙，与肩部保持同一高度，站成弓步姿势，健侧腿在前，患侧腿在后，双脚脚掌紧贴地面。将患侧腿轻轻向外转动，靠近墙壁，直到感受到小腿后侧的拉伸感，然后保持这个姿势不动。在练习过程中，左右腿可以交替进行训练，每组 3 次，每次持续 15~30 秒，每天做 3~5 组。

3. 侧卧位双腿开合练习

患者保持侧卧位，健侧在下，髋关节和膝关节稍屈曲，双脚并拢，缓慢向上打开患侧腿，并维持 2 秒，再缓慢合拢双腿。每组 10 次，每次坚持 2 秒，每天做 3 组。

4. 髂胫束拉伸练习

患者双腿交叉，患侧腿在后，患侧手臂向上伸展贴住对侧耳朵，身体向健侧倾斜，当患侧髂胫束有牵拉感时，维持姿势不动。在练习时，可以交换双腿位置。每组 3 次，每次持续 15~30 秒，每天做 3~5 组。

5. 臀桥

患者保持仰卧位，双腿屈膝 90°，膝盖之间夹一个有弹性的球微微用力，做动态臀桥的动作，呼气抬起，吸气放下。每组 15~20 次，每天做 3 组。

6. 股四头肌训练

患者保持坐位或仰卧位，膝盖下放一条毛巾或一个排球，脚尖向髌骨的方向做勾脚动作，随后伸直膝盖。大腿前侧肌肉收缩，尽量去感受大腿前侧偏内侧肌肉的收缩，呼气时抬起，吸气时放下。每组 15~20 次，每天做 3 组。

7.训练大腿内侧肌群

患者保持仰卧位,训练左侧腿时,将右腿屈膝放在左腿前上方,左脚微微勾脚,呼气时左腿向上抬起,吸气时放下。每组10~15次,每天做3组。

8.臀肌训练

患者保持俯卧跪位,双臂伸直支撑,左腿缓慢抬离床面尽量后伸,抬至最高处保持3~5秒再缓慢放下,双腿交替练习。每组10~15次,每天做3组。

9.动作模式训练

患者保持站位,在平地上训练单腿站立,脚下可加一块踏板,站立时保持髌骨位置对准第二脚趾方向。吸气时支撑腿足跟缓慢向上抬起,保持2秒,同时注意髌骨位置对准第二脚趾方向始终不变,呼气时回到站位。每组10~15次,每天做3组。

第六节 髌腱炎

一、髌腱炎的定义

髌腱炎又称跳跃膝,是髌腱局部长期超负荷状态引起的一种慢性损伤。

二、髌腱炎的成因

①患者运动过量并且运动后未进行充分的放松。
②患者自身体重过大。
③腿部肌肉紧张。
④下肢骨骼排列出现问题。
⑤高位髌骨。
⑥整体力量不均衡。

三、髌腱炎的症状

髌腱炎的临床表现为:蹲跳痛、上下楼梯痛、下蹲时腿发软,但平路行走时不受影响。进行查体时患者可以感受到髌骨尖或髌腱部有压痛感，同时检查者可以明显触摸到患者髌腱变粗。单脚蹲起试验结果为阳性（患者单腿下蹲，当下蹲到 90°～135° 时出现疼痛、发软现象，同时蹲下后，单腿不能再起立），抗阻伸膝试验阳性（90° 左右最痛）。髌腱炎根据病症严重程度一般分为四期：第一，运动后出现疼痛；第二，开始运动时出现疼痛，运动中疼痛消失，运动后出现疲劳和疼痛；第三，运动时和平时均出现疼痛；第四，髌腱撕裂。

四、髌腱炎的康复治疗

（一）急性期

1. 股四头肌拉伸

患者处于仰卧姿势，身体中正，检查者帮助患者伸展股骨头。每次持续 15～30 秒，每组进行 3 次，每天做 3 组。

2. 拉伸内收肌群

患者保持仰卧位，膝盖弯曲，勾住脚尖。检查者把双手放在患者的膝盖内侧，向两侧施加向下的力，让患者感受到大腿内侧肌肉的拉伸。

3. 拉伸脑绳肌

患者保持俯卧位，身体中正，腿部伸直，勾住脚尖，用于拉伸脑绳肌。这时，患者可以感受到大腿后侧肌肉被拉伸。每次持续 30 秒，每侧重复 3～5 次。

4. 拉伸外展肌群

患者保持仰卧位，身体中正，左腿伸直，右腿屈膝跨过左腿，检查者位于右侧，左手放于右膝外侧，右手握住左腿脚踝，同时两手相对用力，当左腿外侧有明显牵拉感时，保持 30 秒，重复 3～5 次，两侧可依次进行。

（二）恢复期

1. 臀桥

患者保持仰卧位，膝盖弯曲，双脚足跟贴近臀部并将脚尖勾起。将上背部和足跟作为支撑点，努力抬高臀部，使髋、膝、踝呈一条直线。

2. 伸肌锻炼

患者保持仰卧位，将一条腿的膝盖弯曲，使其尽可能地靠近胸部，并用双手固定在膝盖下方，保持5~10秒，然后缓慢地伸直膝关节，之后再用同样的方法进行另一条腿的训练。以上动作交替进行，重复10~20次。

3. 股后肌群锻炼

患者保持俯卧位，准备1.5~2米长的弹力带或拉力带，两端打结做成双股环状，打结端固定于门缝或床腿，将另一端套在脚踝处，逐渐牵拉弹力带，使足跟向臀部移动，随后缓慢放松，双腿交替进行。每组10~15次，每天做3组。

（三）功能期

1. 静蹲

患者保持站位，双脚距离与肩同宽，脚尖朝前，背靠墙壁，收紧臀部，将膝盖弯曲保持向下蹲的姿势，弯曲角度在90°~110°，同时要避免感到疼痛，并注意不要让膝盖超过脚尖。每次持续1~2分钟，每天进行6~8次。

2. 仰卧抗阻勾脚练习

患者保持仰卧位，身体中正，双手放在身体两侧，双脚并拢。将一条弹力带套在一只脚的脚背处，并使弹力带始终保持紧绷状态，屈膝，将足跟拉向臀部，然后慢慢恢复到起始位置。在这个过程中，要注意臀部不发力，保持骨盆稳定，每组进行15~20次，每天做4~6组。

3. 单腿屈膝练习

患者站立，双手叉腰，患侧腿单腿支撑站立，健侧腿离地，保持平衡后，患侧腿缓慢做屈膝屈髋动作。练习过程中膝关节不能超过脚尖，悬空腿的脚尖靠近地面但不着地。每组8~10次，每天做4~6组。

4. 抗阻侧滑步

患者将弹力环套在双腿膝关节上，双脚打开与肩同宽，脚尖向前微屈膝，小步侧向移动，臀部收紧，上身挺直，20步为一组，每天做6~8组。

5. 单腿硬拉

患者身体保持直立，患腿支撑地面，微微屈膝，健侧腿向后抬起，同时屈髋使身体前倾去提地上的重物，健侧腿抬起尽可能地与地面平行，维持5秒后再缓慢放下还原。6次为一组，每天做3~5组。根据康复的程度，可选择不同重量的负重物体（壶铃等），增加练习难度的目的是提升康复效果。

第七节 跟骨滑囊炎

一、跟骨滑囊炎的定义

跟骨滑囊炎是指发生在跟骨周围滑囊的炎症性疾病。滑囊是一种封闭性囊状结构，存在于结缔组织，由内皮细胞构成，内部被滑膜覆盖，并含有少量滑液。足跟部共有三个滑囊，一是跟腱后滑囊，位于皮肤和跟腱之间；二是跟骨后滑囊，位于跟腱和跟骨后上角之间；三是跟下滑囊，位于跟骨结节下方。

二、造成跟骨滑囊炎的原因

骨结构异常明显的部位，若长时间、反复受到较为集中和程度较大的摩擦和压力，会比较容易引发滑囊炎。长时间穿又尖又窄的皮鞋可能导致跟骨滑囊炎。滑囊在长时间遭受慢性损伤之后，如果受到一次更为严重的伤害，也可能使得炎症加重，导致滑囊内的滑膜小血管破裂，滑液呈血性。

三、跟骨滑囊炎的症状

在临床症状出现的初期阶段，在足跟的后上方可以看到一个小而稍微硬化的红斑，触摸时会有轻微的痛感。患者可以在患处使用胶布减轻鞋子对此处的压迫。如果炎症未得到有效控制，可能导致滑囊进一步肿胀，同时跟腱区域的红斑可能演变为有疼痛感的红色肿块。这个肿块可能进一步影响到跟腱的两侧。

（一）疼痛

所有患者都有足跟疼痛的主诉，尤其是早晨起床后开始行走时，疼痛感尤其明显，行走十几米后疼痛会缓解，甚至消失。行走过多及劳累后加重，休息后再行走疼痛感仍然存在。

（二）肿胀

初期部分患者足跟部位肿胀，纵使休息后足跟仍有胀痛感。

(三)肌痉挛

部分患者小腿三头肌痉挛、僵硬,按压小腿时有酸胀疼痛感,肌肉紧张度升高。

四、跟骨滑囊炎的康复治疗

(一)急性期

1. 毛巾拉伸练习

患者保持坐位,将患侧腿伸直,并使用毛巾经过前脚掌将足底环绕。双手抓住毛巾的两端,向上拉毛巾使脚踝关节伸展,保持这个姿势并确保膝关节伸直。每组做3次,每次坚持15~30秒,每天做3组。

2. 站位腓肠肌牵拉练习

患者站在墙边,双臂高举,与肩膀保持同一宽度,身体向前倾,用手掌支撑在墙上。健侧腿向前弯曲,呈弓步状,患侧腿向后伸直并将足跟紧贴地面,患侧腿足跟轻轻向外旋转,身体紧贴墙壁,感受小腿后部的拉伸,保持这个姿势不动,务必确保患侧腿膝关节伸直。每组做3次,每次坚持15~30秒,一共进行3组。

3. 坐位跖腱膜牵拉练习

患者保持坐位,将双腿伸直,用手握住足趾掌侧并向背侧拉伸,直到感到足底舒适为止或产生足弓被拉伸的感觉。一共进行3组,每组做3次,每次持续15秒。

(二)恢复期

1. 平衡与伸展练习

患者保持站位,患侧腿单腿站立,并将足弓抬起,脚尖抓地,健侧腿放在一把椅子上或扶墙固定以维持平衡。患侧手臂向前伸展,尽全力伸向远方,允许患侧腿弯曲;患侧手臂绕过胸前,尽全力向健侧伸展,允许患侧腿弯曲。每个动作做10次,做2组。

2. 拾毛巾练习

患者保持站位,脚下放一块厚毛巾,足趾用力将毛巾夹住抬起,然后松开足趾，重复上述动作，动作熟练掌握后，可以更换小沙袋练习。每组10~20次，做3组。

3. 冰镇滚筒练习

患者保持站位，患侧光脚踩在冰镇的易拉罐上，前后平移脚掌，使易拉罐在足心与足跟之间滑动。每天1次，每次3~5分钟，晨起时训练效果最好。

（三）功能期

1. 踝关节跖屈抗阻练习

患者保持仰卧姿势，伸直患侧腿，将健身带或橡胶管经过前脚掌并绕成一个环状，双手拉住健身带，用力绷紧脚背，体会拉伸感，然后使踝关节慢慢放松。每组10次，一共做3组。

2. 踝关节背伸抗阻练习

患者可以保持半坐的姿势，朝向床腿或门框，将患侧腿伸直。取一根健身带或橡胶管，经过脚背绕成环，并将一端固定在床腿或门框上，然后用力向外伸展踝关节，使带子绷紧，接着慢慢地放松。每组10次，一共做3组。

3. 提踵练习

患者保持站立姿势，可以靠着椅子或墙壁支撑身体以保持稳定，让双脚足跟离地，只用脚尖支撑身体，保持这个姿势约5秒，然后慢慢松开双手，慢慢地放下双脚。如果觉得用双脚练习比较简单的话，可以让患侧腿负重进行单脚练习。每组10次，一共做3组。

第八节　颈椎肌肉劳损

一、颈椎肌肉劳损的定义

颈椎肌肉劳损是指由于长时间保持不良姿势或过度使用颈部肌肉导致的损伤。当保持正确的身体姿势时，椎骨之间是面与面进行直接接触，这有助于分散所承受的压力，降低受损伤的可能性；当脊柱弯曲时，椎骨之间的接触面积减少，力量会聚集在一点上，导致压力突然增大，这可能导致椎骨损伤。当人穿着高跟鞋时会导致身体重心向前倾，使得骨盆前倾，脊柱弯曲加剧，从而增加腰椎和颈椎受力并可能造成损伤，这种损伤的积累可能最终引发颈椎病。

二、颈椎肌肉劳损的原因

①脊柱过度弯曲。脊柱由多个椎骨连接形成的，在正常状态下，两个椎骨之间的接触面几乎呈一个平面。当脊柱过度弯曲时，接触面会减少，压力会更为集中，容易导致颈椎问题。

②由长时间保持同一姿势而引起。这种症状主要是因为在工作或劳动过程中保持不正确的姿势，导致肌肉韧带和关节囊等软组织长时间处于紧张状态。也可能是因为长时间进行超负荷的搬运等过度劳累的活动，还可能与个体解剖结构的不同，以及体质、内分泌等因素相关。极少数患者是因为在肩部、颈部软组织急性损伤后，没有彻底康复，而出现缓发症状。

三、颈椎肌肉劳损的症状

①初期症状包括颈部、肩部、背部感觉麻木、胀痛和沉重，导致活动受限，以上症状在休息后有所缓解，劳累时症状加重，有时与气候变化有关，容易与骨质增生病混淆。

②颈部或上背部可能出现疼痛、僵硬，以及紧绷感。

③通常情况下，轻度和中度的颈椎肌肉劳损在 X 线片上可能不会显示明显异常，只有在重度颈椎肌肉劳损的情况下才可能出现异常表现。正常的颈椎前凸可能消失，颈椎会变直甚至出现反向弯曲的现象。侧位 X 线片可以清晰显示椎骨排列异常。颈部严重畸形可能导致颈椎向一侧倾斜，因此患者通常会在两侧同时感觉到斜方肌上部肌肉受累，包括肩胛提肌、大小菱形肌、颈长肌等。

四、颈椎肌肉劳损的康复治疗

（一）急性期

1. 热敷

热敷能促进局部血液循环，缓解局部肌肉痉挛，对颈痛、颈肌痉挛、颈后肌

痉挛、颈后肌群松弛等均有一定疗效。但热敷不能根治，可配合其他疗法治疗。

2. 斜角肌拉伸

拉伸侧手握住同侧板凳，对侧手越过头部放于患侧耳朵前后，将头颈向对侧侧屈（中斜角肌）；将头颈向对侧侧屈、后伸、同侧旋转（前斜角肌）；将头颈向对侧侧屈、前屈、对侧旋转（后斜角肌）。呼气时拉伸，力度适中，力度方向朝向对侧侧上方，每次3组，每组10～15秒。

3. 枕后肌群放松

受试者保持仰卧位或者站位，在颈后放置一个筋膜球来回滚压进行放松。

（二）康复期

1. 颈部操

颈部画"米"字操、潘斯特颈部放松操，其他颈部放松操等，通过不同角度和反向的运动、按摩和牵拉来达到缓解症状的效果。

2. 颈部肌肉松解

①手法松解：受试者利用自己的手掌手指采用提捏、按压等方式松解颈部肌肉群，达到缓解症状的效果，每次20分钟，每天一次。

②筋膜球或按摩球颈部松解：受试者保持站位或者仰卧位，将筋膜球或按摩球置于颈后肌肉处，通过自身头部负荷的力量进行按压和滚动，每天3～5次，每次持续30秒。

3. 颈部肌肉拉伸

①颈部肌群一般拉伸：受试者按照颈椎的活动方向（前屈、后伸、侧屈、旋转）进行有针对性的颈部肌肉拉伸，每个动作要保持20～30秒，每次1～2组，组间休息20～30秒，每天1～2次。

②颈部肌群精准拉伸：受试者根据颈部肌肉群的分布情况，分别牵拉肩胛提肌、斜方肌、头夹肌等，每个动作拉伸至终末端要保持20～30秒，每次1～2组，组间休息30～60秒，每天做1～2次。

（三）功能期

1. 颈部肌肉训练

①颈部深层肌肉激活：受试者使用自我负重、小瑜伽球或SET悬吊技术等激

活颈部的深层肌肉群，激活被代偿肌肉，提高受试者颈椎的深层肌群稳定性，每个动作要保持15～20秒，每次3～5组，组间休息1分钟，每天2～3次。

②颈部肌肉力量及稳定性训练：受试者针对颈部薄弱肌肉群和深层肌肉群进行自我抗阻训练（也可用弹力带施加阻力或进行SET悬吊训练），进行颈屈伸、旋转、颈侧屈等抗阻训练及稳定性训练，每个动作维持10～15秒，每次1～2组，组间休息30～60秒，每天1～2次。

2. 靠墙站立训练

受试者后背、后枕部以及臀部都靠在墙上，同时足跟距离墙壁5～10厘米。面部垂直于地面，下巴保持平行地面，同时用肩胛骨去找贴墙的感觉，脑海中想象有一根绳子在头顶往上拉。

3. 眼球训练

受试者在与眼睛同高的墙壁上，画一个实心的圆点。眼睛距离这个圆点1米的距离。左右来回转动头部，同时眼睛紧盯着这个圆点，向左向右转动的幅度不能超过30°。需要注意的是水平转动头部，不是随便地转，每天做3次，每次做2～3分钟。

第四章 运动康复理论基础

第一节 肌肉生理学基础

一、肌肉的功能解剖

肌肉与骨骼、关节、韧带一起构成人体的动作系统，并通过与神经系统、心血管系统和其他组织系统协调配合，来实现保护、支持和运动的功能。

具有支撑骨骼作用的是骨骼肌，当肌肉收缩时，骨骼肌产生的拉力会传递到骨头上，从而推动身体进行运动。所以骨骼肌具有一定的收缩力、肌张力、延展性、弹性和收缩速度。

骨骼肌是用来支撑身体运动的肌肉，它由两个部分组成，包括可以收缩的成分和具有弹性的成分。肌原纤维是收缩成分的基本单位，由肌凝蛋白微丝和肌动蛋白微丝构成。当肌肉兴奋时，肌丝会滑动，导致肌肉收缩。弹性成分是指肌腱和肌膜。肌肉的两端连接着肌腱，这些肌腱具有一定的弹性，肌腱与肌肉相互连接并形成一种串联弹性成分。肌膜由结缔组织构成，包括肌内膜、肌束膜和肌外膜，其中含有肌原纤维和弹性纤维。肌膜包裹着肌肉的收缩部分，与其大致平行排列，形成肌肉的并联弹性成分。两种弹性成分可以确保肌肉保持一定的张力，以便随时收缩，确保肌肉在结束收缩过程后，能够恢复其原始状态。当肌肉收缩后，弹性成分帮助松弛肌肉以避免过度拉伸，降低肌肉受伤的风险。

肌肉的紧张度和硬度是由肌梭的牵张反射机制和高位中枢 γ 神经元的调节作用所决定的，在支持和运动功能中扮演着关键的角色。在骨骼肌收缩时，其各项参数的改变取决于肌肉内部各成分的力学特性及肌肉的功能状态。

二、肌肉收缩的分类

（一）等长收缩

当肌肉发生收缩时，它的张力达到最大值，但在不改变长度的情况下，关节会保持静止，这种现象被称为等长收缩。当肌肉自身未执行工作时，所获得的额外能量全部转化为热能。静态活动可以维持关节在等长状态下的位置。随着等长收缩持续时间的增加，肌肉收缩时产生的力量也随之增加，直到达到最大张力。

（二）等张收缩

等张收缩是指肌肉在收缩过程中张力保持恒定而长度发生变化的收缩形式。它具有多变的收缩速度，并且通过肌肉做功来推动关节运动。等张收缩可以被划分为两种形式：一是向心性收缩，也就是肌肉在收缩时起点和止点靠近；二是离心性收缩，即肌肉在收缩时起点和止点相距较远。

（三）等速收缩

在保持恒定速度下收缩肌肉是通过使用等速性训练器来控制肌肉的收缩速度，以便评估关节活动范围和肌力矩，并进行训练。严格来说，这并非肌肉的自发收缩，而是一种用于评估和训练肌力的方法。

三、影响肌力大小的因素

肌肉的主要作用是将化学能转化为机械能。肌肉的生物力学特征表现在肌肉收缩产生的力，肌肉在收缩时的长度变化以及收缩速度。肌力是指骨骼肌肉收缩产生的最大力量。肌力的水平受到力学、解剖学和生理学等因素的综合影响。

（一）力学条件

骨骼肌在收缩之前施加在肌肉上的负荷叫作前负荷或前加负荷。它使骨骼肌在开始收缩之前进行预伸，从而在一定程度上影响肌肉在特定长度下的收缩强度。在骨骼肌收缩之前，初长度对于张力的产生至关重要。在正常情况下，骨骼肌的自然长度大多在它们最适宜的初长度范围内。在体育运动中，经常使用理想的最适宜初长度来产生最大的收缩力。

首先，执行屈髋、屈膝和屈踝的动作，拉伸臀部、大腿前侧和小腿肌肉；其次，迅速伸展髋部和腿部肌肉，这样就可以在纵跳时获得最大拉伸和张力，使跳跃高度最大。在投掷标枪、强力排球扣球、踢足球时，肌肉适宜初长度会影响到肢体后摆动作。

在运动过程中，开始发生肌肉收缩时遇到的负荷被称为后负荷或后加负荷。通常情况下，增加后负荷会阻碍肌肉的缩短，但不会影响肌肉收缩前的初长度。在一定情况下，随着后负荷增加，肌肉的张力也会增强，当两者达到平衡时，肌肉会缩短，从而产生运动，此时张力达到最大值，肌肉以等张收缩的形式做功。肌肉缩短速度与后负荷引起的张力增强成反比。

随着后负荷增加，肌肉张力增强，肌肉长度减小，肌肉缩短的起始时间延迟。肌肉在后负荷为零的条件下达到最大缩短速度，随着后负荷的增加，其缩短速度逐渐减缓；当肌肉承受某一特定后负荷时，肌肉张力达到最大，肌肉不再缩短，此时被称为等长收缩，肌肉的收缩速度为零。

由此可见，当等长收缩时，后负荷较大，肌张力要比等张收缩时大。这也许就是等长抵抗训练在短时间内能够实现肌力增强效果的原因。

以上描述的是向心性收缩时张力与肌肉收缩速度的关系。在等长收缩的基础上，随着负荷继续增加，肌肉呈离心性收缩，此时其离心性肌肉收缩速度与后负荷引起的张力成正比。

较慢的收缩可产生较大的力，因为收缩成分产生的收缩张力需要经并联弹性成分（肌膜）传导至串联弹性成分（肌腱），如有足够时间，肌腱内张力可达到最大。实际上此时肌肉产生的力即等于肌肉主动收缩张力和被动张力的合力。这里所说的被动张力发生于并联弹性成分与串联弹性成分。

骨骼肌在体内所处的自然长度，大致相当于其最适初长，其收缩产生肌张力都是在自然初长的基础上完成的。因此，肌肉所产生的肌张力的大小主要取决于后负荷的大小。

（二）解剖学条件

1. 肌肉的生理横断面

肌力的大小同肌纤维的数量和粗细成正比。在活体上，肌肉是成群活动的，所以只能测定完成一个动作的肌群的力量，而无法测定单块肌肉的力量。但是，对离体肌肉的研究发现，最大肌力与肌肉的横断面积成正比，这一横断面是横切所有肌纤维所得到的横断面，即生理横断面。

2.肌肉中弹性成分的量与弹力

当物体在撤去外力以后，能恢复原有的体积和形状的性质，叫作弹性。由于肌肉由收缩成分和弹性成分组成，因此整块肌肉做等长收缩和强直收缩时的肌力，应考虑为其主动收缩张力（自动张力）和弹性成分的弹力（被动张力）的合力。肌肉内所含结缔组织的比例、弹性在一定程度上决定了肌力。

3.肌肉的拉力角

在动作的不同时刻肌肉对骨杠杆的拉力角也在不断变化，肌力（矩）发生相应的变化。因此，运动中每一瞬间肌肉的拉力角不同，其肌力也不同。肌肉力矩偏离直角时，其拉力分解为旋转分力和加固分力。当拉力角小于45°时，旋转分力小于加固分力。当拉力角大于45°时，旋转分力大于加固分力。人体大部分肌肉拉力角小于45°，对关节的稳定性有较大意义。

（三）生理学条件

1.神经系统功能状态

运动的完成需要受到大脑高级中枢的控制。当运动神经冲动的强度和频率合适时，可以调动更多的运动单位（由一个运动神经元和其支配的肌纤维组成）来参与肌肉收缩，这样即使是轻微的刺激也可以激发少量的运动单位作出全力反应。提高刺激频率会导致更多运动单位被激活，进而增强肌肉张力；同理，随着刺激强度的增加，参与的运动单位也会增多。

2.兴奋性和疲劳

肌肉是由许多肌纤维构成的，当所有肌纤维都收缩时，肌肉表现出最大的力量。肌肉的激活程度取决于其自身的状态和周围神经系统的作用。当肌肉失去神经控制或者其兴奋性降低时，会导致肌力减弱，而肌肉疲劳后也会导致肌力下降。

（四）其他

1.收缩前的肌肉长度（初长度）

肌肉具有弹性，当在适当的生理条件下拉伸至合适的长度时，在收缩时能够产生更大的肌力。肌肉在被拉伸到其静息长度的1.2倍时可以达到肌力的最大值。

2.肌力做功时的力臂长度

力臂长度指的是肌肉施加的拉力与关节轴心之间的垂直距离。随着距离增加，力矩和所产生的肌力也会越大。

四、制动和运动对肌力的影响

制动会引起肌肉的废用性肌萎缩（主要是 I 型肌肉的萎缩）导致肌力下降，可用神经肌肉电刺激预防。间歇性的等长收缩训练可维持 II 型肌肉的代谢能量，从而对其萎缩起到预防的作用。总之，伤后的早期活动是预防的最好方法。

长期运动后肌肉的肥大可引起肌力的增强。有学者认为，这种肥大是训练使每个肌原纤维肥大，从而使整块肌肉的生理横截面积增大，最终导致肌力增强；也有学者认为，这种肥大是由于训练不仅造成每个肌原纤维肥大，而且使肌原纤维的数目也增多，从而使肌肉的生理横截面积增大引起肌力增强。

第二节 神经生理学基础

一、感受器

神经系统通过感觉器官感知内部和外部环境的变化。感受器具有将不同信号转化为神经元可识别的信息，并传递给中枢神经系统的能力。中枢神经系统接收和解析输入信息，然后生成新的信息，再通过传出神经传递到靶组织，最终引发肌肉或腺体的活动。感受器根据所感知信息的属性可以分为本体感受器，如肌梭和高尔基腱器官；内脏感受器；外感受器，如机械触压感受器、温度感受器、痛觉感受器、嗅觉感受器、听觉感受器。接下来会重点讨论本体感受器、痛觉感受器和温度感受器。

（一）本体感受器

本体感受器是指身体内的末梢器官，它们分布在骨骼肌、肌腱、关节、内耳迷路、颈椎及皮肤等部位，主要感知身体运动产生的机械应力、触摸、挤压、拉伸、振动、拍打和摩擦等刺激。这些感受器通过中枢神经系统调节反射弧，帮助调整肌肉长度和力量，感知身体部位的相对位置和空间定位，以维持姿势和控制运动。

肌梭和高尔基腱器官是骨骼肌内的两种本体感受器，它们的作用主要是维持肌张力和协调运动；有感知运动觉和位置觉功能的是关节感受器；具有调整姿势反射，维持平衡作用的是前庭器官和颈感受器。皮肤感受器发挥着两种功能，一是作为外感受器向大脑传递信息，二是直接参与调节身体的反射活动。

在物理疗法中，神经肌肉易化技术通常通过刺激身体感觉器官来调整肌张力，利用正确的感觉信号来提高肌肉的自主控制能力。例如，轻拍皮肤或肌肉以增强骨骼肌的收缩，特别是在肌肉张力较低时效果显著；沿着骨骼轴线重复施加压力在关节处，刺激关节和皮肤的感受器，以激发运动神经元的活跃性，有利于改善肌肉张力和促进运动控制。

（二）痛觉和温度感受器

痛觉和温度感觉与其他身体感觉不同，它们有自己独立的感受器。痛觉感受器是一种可以识别有害和无害刺激的神经感受器，主要由伤害性感觉纤维末梢组成。感受疼痛的神经纤维包括有髓纤维中较粗大的 Aδ 纤维和较细的无髓 C 纤维。

疼痛产生的机制比较复杂，尚未形成共识。国际疼痛学会（IASP）将疼痛定义为一种与实际的或潜在的组织损伤相关的不愉快的感觉和情绪情感体验，或与此相似的经历。

在恢复性治疗中可以利用温热或冰水疗法调节肌张力，主要是通过适应性训练提升痛觉阈值，通常可以根据感觉系统的作用机制来指导实施。除考虑感官的作用外，还需要考虑视觉与心理对感官输入的影响。这种方法被称为多感官刺激疗法，其旨在通过增加感官输入来促进运动输出。药物疗法、神经阻滞法、神经外科疗法、CT 引导下脑立体定向外科毁损术、刺激疗法和慢性疼痛的心理治疗等，也是调节或影响疼痛的一些其他的治疗方法。

二、反射活动

反射是指针对特定刺激不受控制和固定的自动反应。在正常发育情况下，最初的脊髓和脑干反射被逐渐压制。与此同时，更高级别的调节和平衡反应则会逐渐完善并维持终身。这些反应为运动功能提供了关键的支持。

(一) 脊髓水平的反射

脊髓反射的主要功能包括保持平衡、支持姿势及避免受到有害刺激的影响。在正常情况下，它受到高级神经中枢的抑制，难以展现出来。需要注意的是，一旦与高级神经中枢的联系被切断，脊髓中枢的活性就会增强，从而导致脊髓反射更容易显现出来。

1. 牵张反射

牵张反射是指当肌肉受到外部牵拉力时，会被迫产生反射性收缩。这可以分为两种类型：一是腱反射，二是肌肉紧张。腱反射是在迅速拉紧肌腱时引发的一种反射现象，这会导致被拉紧的肌肉快速且明显地收缩，也可以称为位相性牵张反射。例如，当击打膝盖时，四头肌的肌腱拉紧并迅速收缩，这就是膝跳反射。

肌肉紧张是指在慢慢拉伸肌肉时出现的反应。这是由于受到拉扯的肌肉产生了紧张性收缩，因此也被称为紧张性牵拉反射。当人体保持直立姿势时，由于重力的作用，支撑体重的关节会产生弯曲，伸展肌肉持续受拉，进而激发牵张反射引起该肌肉的收缩，以对抗关节的弯曲，从而维持直立姿势。

2. 屈肌反射

当皮肤感受器受到刺激时，可能引发一种反射动作，即屈曲反射，这会导致关节的屈肌收缩。屈肌反射有保护机制，可防止受到伤害性刺激。

当身体受到足够强的刺激时，会引发横向伸肌反射，这种反射是姿势反射的一种，在行走、跑步时有助于支持身体重量。

3. 联合反应

联合反应是指当身体某一部位进行抗阻力运动或主动用力时，患侧肌群不自主地出现肌张力增强或出现运动反应。主动用力的部位在健侧或患侧，患侧被影响的肌群可以处于放松或收缩状态。联合反应是伴随患侧肌群肌张力的出现而出现的，并且痉挛程度越高，联合反应就越强、越持久，随着痉挛程度降低，联合反应逐渐减弱，但只要痉挛存在，联合反应就不会消失。

在软瘫期不存在联合反应。诱发患侧不同部位的肌肉出现联合反应所需的刺激强度是不同的，诱发刺激的肌肉和出现联合反应的肌肉在脑内对应的功能支配区距离越近，所需的诱发刺激强度越小。例如，当右上肢进行运动时，引起其他部位由易到难出现联合反应的顺序为口面部、左侧上肢、右侧下肢、左侧下肢。

联合反应基本上按照一种固定的模式出现。例如，在健侧上肢屈肘位对抗阻力用力伸展时，患侧上肢固定地表现为胸大肌的收缩；健腿用力内旋时，患腿也内旋。在健侧屈肌强烈收缩时会引起患侧屈肌共同运动模式。反之，在健侧伸肌强烈收缩时会引起患侧伸肌共同运动模式。

联合反应在上肢几乎是左右对称的。下肢在内、外旋时同上肢一样是对称的，但在屈曲时大多是相反的（屈曲—伸展，伸展—屈曲，这称为相反性联合反应），下肢内、外旋时的联合反应称为Raimiste反应。此外，在同侧上下肢之间也有联合反应，称为同侧性联合反应。

4. 共同运动

共同运动是指肢体在做随意运动时不能做单个关节的分离运动，只能做多个关节的同时运动。它是脊椎水平的运动形式，它的起动可由意志支配，但其运动形式是固定的、多关节同时运动的模式，不能由主观意志支配单个关节的运动。因此，共同运动包括了随意性和不随意性两个方面，其形成机制与脊髓的节间反射有关。共同运动分为屈曲型和伸展型，有固定的模式。

联合反应和共同运动为脊髓水平的低级反应及运动形式。正常人会由于高位中枢对脊髓有抑制作用而被掩盖，一般来说，只有在大脑皮层及其他高级中枢对低位中枢的抑制力及对运动的控制力丧失时，才使两者表现出来，为中枢性瘫痪的特征表现之一。

（二）延髓脑桥水平的反射

为了保持坐姿稳定，需要在脊髓和脑干处对四肢和躯干的身体感觉、视觉系统和前庭系统的信息进行整合，同时受到小脑和大脑皮层的调控。

1. 颈紧张反射

能够维持各种姿势，调整四肢、躯干肌张力变化的反射是颈紧张反射。这种反射出现在切除动物迷路或切断听神经后。

①对称性紧张性颈反射（STNR）：当头后仰时，上肢伸肌紧张性上升，下肢伸肌紧张性降低（前肢伸展后肢屈曲）；当头前俯时，上肢伸肌紧张性降低，下肢伸肌紧张性上升（前肢屈曲后肢伸展）。

②非对称性紧张性颈反射（ATNR）：当颈扭曲时，下颌所指一侧上肢伸展，对侧上肢屈曲。

当成人偏瘫后，在站立时，会出现低头诱发的下肢伸肌痉挛（STNR 作用）；面部转向健侧时，会出现侧屈肌紧张（ATNR 作用）。

2. 紧张性迷路反射

紧张性迷路反射是由头部位置的改变诱发出来的。该反射来源于内耳迷路器官，整合于脑干水平。在仰卧时，全身伸肌张力增高，头向后仰，脊柱伸直，肩后缩，四肢以伸肌模式伸展。在俯卧时，全身屈肌张力增高。

如果患者有严重的痉挛，尤其是下肢痉挛，可能发生伸肌张力增高。因为该反射是头部在空间的相对位置改变引发的，其作用也可见于站位和坐位。

如果患者伸颈，头后仰，则腿的伸肌张力增高。脑卒中早期的抗痉挛体位不提倡仰卧位，可以利用姿势反射调整肌张力，其方法的机理与上述反射密切相关。

3. 抓握反射

通过压迫刺激手掌或手指腹侧（本体感受器和触觉感受器），引起手指屈曲内收，称为抓握反射。正常人在随意抓握出现后，该反射逐渐消失。

脑瘫、偏瘫患者会出现该反射，如在患侧手掌放置东西时，可出现腕关节手指屈曲倾向，因此现已不提倡脑卒中早期手握毛巾卷的做法。有时患者在主动伸展手指时，经常伴发较强的抓握反射，导致手中物体无法松开。

（三）中脑水平的反射——翻正反射

当人或动物的正常姿势被打乱时，通过一系列协调动作来恢复正常姿势的连锁反应被称为翻正反射。当猫被放置在背部或侧面时，它会迅速转身，这是猫的翻身反射机制。

首先，头部发生位置变化，刺激迷路感受器，进而出现颈部扭转，也就是头翻正反射活动；其次，颈肌本体感受器受到刺激，促使身体前部的翻正；最后，前部的翻正带动后部身体的翻正，也就是身体发生了翻正反射，这就是翻正反射活动的顺序。

翻正反射的中枢位于中脑，同时，视觉刺激也能激发这种反射。视觉可以帮助我们感知身体在空间中的位置。脑皮质有能力控制翻正反射。许多体育动作建立在翻正反射的基础上。

1. 迷路翻正反射

迷路翻正反射是通过迷路感受器来感知空间并引发反应。无论身体的位置如何，即便眼睛被遮挡、颈髓后根被切断，人仍然可以通过正常迷路来调整头部至正常位置。

2. 颈翻正反射

颈翻正反射指的是头部向任何方向转动，都会引起颈本体感受器活动，并伴随发生一连串的身体躯干反射性运动。

3. 躯干翻正反射

即使头部姿势不正确，但躯干仍然努力保持正常反射，这被称为躯干翻正反射。它是由体表触觉刺激引发的反射，表现为非对称性。

当人们躺平的时候，将头转向一侧并保持不动，这时随着头部的转动，从颈、胸及腰部开始的身体躯干也会随之转动，这就完成一次翻身动作。

4. 视觉翻正反应

当动物两侧的视觉通道受阻断时，头部会通过反射保持稳定，如果遮住双眼，头部就不容易保持正常位置。

在康复治疗中，可以通过调整反射动作的顺序来训练翻身并改善姿势、保持平衡。

（四）大脑水平的反射——平衡反应

人体在保持不同的姿势和做各种动作时，需要感知自身的位置，通过整合运动感觉、视觉和触觉信息并在中枢神经系统中进行处理，来不断调节全身肌肉张力。婴儿在出生后 6~18 个月内开始展示大脑水平的反射活动，这种活动将贯穿一个人的一生。

1. 降落伞反应

降落伞反应指的是人体在垂直位置坠落的时候出现的一系列反应，如四肢外展、足趾展开，表现出和地面扩大接触面积的一种状态。

2. 倾斜反应

当支持面的倾斜角度发生变化时，人体在该支持面的原有姿势发生变化，这种姿势的变化反应称为倾斜反应。

三、运动传导通路和皮层运动区

（一）运动传导通路

运动传导通路主要是锥体系和锥体外系。

（二）大脑皮层运动区

大脑皮层分为 52 个区。中央前回是重要运动区（4 区）。同运动关联的区域还包括运动前区（6、8 区），额上回、扣带回及额叶内侧面的补充运动区和前补充运动区等。

1. 皮层运动区

中央前回及旁中央小叶前部，主要机能特征如下。

①交叉支配：一侧皮层运动区支配对侧躯体肌肉，但也存在一定的同侧支配。

②倒置安排：运动区功能定位分布呈身体倒影，顶部为下肢代表区，底部为头面肌肉代表区；从前后看肢体远端肌肉代表区在后部（4 区），近端肢体及躯干肌肉代表区在前部（6 区）。

③运动的精细水平与机能代表区大小的关系：肌肉运动愈精细复杂，其机能代表区愈大，如手指所占代表区几乎与整个下肢代表区域相等。

④运动柱：运动柱与皮层表面垂直呈纵向柱状排列，为皮层运动功能的基本单位。同一柱内的神经元具有同一种功能，一个运动柱受到刺激可兴奋或抑制单个肌肉或同一关节的数块肌肉，几个运动柱可同时控制一块肌肉。

2. 运动关联区

近代研究指出，在灵长类动物的皮层上存在着大量与运动的发生和调节有关的特殊功能区，包括补充运动区，前补充运动区，前运动区，扣带回运动区，顶叶 5 区、7 区和额叶前区等。

补充运动区位于大脑内侧面额上回的中后部，有运动及语言的启动；运动区的传入和传出偶联，顺序性动作的计划和执行；凭借记忆组织复杂的运动序列等功能。

前补充运动区位于额上回内侧、4 区的前方。对脑的单细胞进行观察发现，在即将发生的准备过程中，前补充运动区的单细胞放电较早且频繁。前补充运动区可能对运动记忆、感觉辨别、判断、运动的选择和学习有重要的作用。

一般认为运动前区在 6 区半球的外侧面，可能在感觉条件运动的学习中起重要的作用。损伤后运动节律会被严重破坏，双手交互运动（如系鞋带）能力丧失明显。

四、运动的控制与调节

自发运动是根据个体自身意愿而进行的行动，也被称为自主运动。大脑皮质的运动区负责控制肌肉进行自主运动，而做精细、协调的复杂动作时，需要锥体外系和小脑系统的协调参与。

随意运动的开始阶段通常可被划分为运动的计划、运动的编程和运动的执行三个步骤。制订运动计划在整个运动过程中起着至关重要的作用，它在一定程度上决定了运动的目标和最有效的运动方式。这个过程涉及大脑皮质的协调、基底神经节和小脑外侧部的参与。运动的编程是指针对具体战术性问题的运动方式，其中包括肌肉收缩的活动时间、空间和顺序，以及为了实现运动目标对肌肉活动进行适时调整。这一神经活动过程由大脑的初级运动皮质和小脑共同参与。运动的执行是随意运动的最后阶段，在此阶段将具体实施运动计划，以最终达到预期的运动目标。初级运动皮质、脑干和脊髓在这一神经活动中扮演了重要的角色。

大脑皮层运动区被认为是运动指令的最终发出中枢。神经系统通过运动区直接向下发出指令，控制肌肉的活动要建立在特定的机能程序基础上。在大脑皮层中，运动准备活动和与运动相关的区域（如补充运动区、前补充运动区、运动前区等）起到重要作用。这些区域可能与小脑一起协调感觉并进行运动信息整合，然后再传递给运动区执行特定的运动指令。

五、脑的可塑性

脑的可塑性指的是人脑中枢神经系统的可调性，这涵盖结构和功能的可调性。大脑的结构和功能可以在学习、训练和各种经验的影响下进行灵活的调整和重塑。

（一）发育期可塑性

在发育阶段进行干预，可能导致中枢神经系统相关区域的神经连接发生显著异常。如果中枢神经系统的损伤发生在发育期或幼年时，功能恢复的可能性通常比在成年时发生同样损伤情况要更高。有研究指出，中枢神经具有一个关键的发育期，在此之前，神经系统对各种因素表现出最高敏感度。在这之后，神经组织的可塑性显著降低。各种动物在神经发育和可塑性的关键期上有着各自独特的时间表，并且时间跨度也不相同。

在胚胎发育期，大脑的神经回路形成受基因控制，通常会出现过多的神经连接。在神经网络成熟之前需要对这些额外的连接进行调整和修正，这一过程取决于大脑对功能和刺激的需求。因此，即使在发育期间，环境和基因因素对神经系统的可塑性也起着同等重要的作用。

（二）损伤后可塑性

神经回路和突触结构都能发生适应性变化，如突触更新和突触重排，这都会发生在发育成熟的神经系统内。许多由神经切除或损伤诱发的可塑性变化都可以证明突触的更新和突触的重排。

在神经损伤恢复过程中，会出现突触丧失的现象，同时也会有神经元发芽形成新的突触连接。在远离损伤部位的地方也可能出现跨突触的神经损伤反应。外周感觉或运动神经的受损可能导致中枢感觉运动皮质内突触结构的改变和神经回路的调整。同样，一侧神经损伤也有可能引发对立方对应部位的突触排列和数量的变化。

（三）结构的可塑性

结构的可塑性指的是神经元之间建立新的连接，突触数量增加，也就是轴突和树突发芽；这些改变可以增强大脑处理信息的能力。康复训练可以在一定程度上促使脑梗死病灶周围的星形胶质细胞、血管内皮细胞和巨噬细胞增加，加强侧支循环，促进病灶修复和正常组织的代偿效应，有助于促进运动功能的康复。

（四）功能的可塑性

功能的可塑性主要表现为脑功能的重组、潜伏神经通路的启用及神经联系效率增强等。

六、疼痛的基本理论

（一）相关概念

疼痛是医院各科患者最常见的症状之一。通常人们会将疼痛视为身体的一种症状，相信它与受伤的严重程度成正比。在临床实践中，我们发现有一部分人的身体在受到严重损伤时，他们感受到的疼痛并不明显，甚至没有主动表达疼痛感。有一部分人虽然受伤不严重，但感到强烈的疼痛。尽管受到相同程度的刺激，不同的人会有不同的疼痛感受。

1. 疼痛的定义

疼痛是与实际和潜在的组织损伤相联系的,或者用类似的损伤进行描述的一种不愉快的感觉和情绪体验。这一定义有两个要点。

第一,疼痛与损伤的关系具有高度可变性和不可预测性。疼痛常常由外部刺激或身体内部问题引起,但并非总是如此,损伤和疼痛之间的联系并不是简单的因果关系。由于人们经历过伤痛,因此通常会运用受伤时的疼痛体验和词汇来描述与受伤无明显关系的疼痛。

第二,疼痛是一种复杂的多维度的病理生理状态。疼痛不仅涉及机体感觉的识别、情绪体验、认知评价、运动与自主反应等方面,通常也伴随着一系列生理反应、心理活动和行为变化。与其他感觉相比,疼痛更容易在一定程度上受到情绪环境和过去经验的影响,并且个体之间存在明显的差异。

痛阈:受试者首次报告引起痛觉的最小刺激量。

痛过敏:对伤害性刺激产生过强的疼痛反应。

痛超敏:又称痛性感觉异常,指在非伤害性刺激作用下产生痛觉。

诱发痛:由可见的刺激诱发的疼痛,包括痛过敏和痛超敏。

自发痛:指在没有可见的刺激条件下产生的疼痛。

神经源性疼痛:由中枢或外周神经系统损伤或疾病引起的疼痛综合征。通常包括自发痛和诱发痛。

中枢性疼痛:由中枢神经系统本身伤病造成的自发痛和对于外加刺激的过度疼痛反应,包括一种不愉快的触物伤痛。

急性疼痛:最近产生并可能持续较短时间的疼痛,通常与手术、创伤或某些疾病导致的急性组织损伤有关。

慢性疼痛:相对于急性疼痛而言。定义有两种,一种是疼痛持续一定的时间(一般为3个月以上)即为慢性疼痛。另一种是当急性损伤愈合后,疼痛仍持续存在,可称为慢性疼痛。

2. 急性疼痛与慢性疼痛的区分

这两类疼痛对患者造成的影响、镇痛治疗的效果及疼痛管理方式均有不同。

①急性疼痛和慢性疼痛对患者心理造成的影响不同。急性疼痛通常以焦虑、恐惧等情绪为主,一旦疼痛得到缓解,情绪往往会得到一定的改善,并且这种情

况不会持续很长时间。长期的持续疼痛会在一定程度上触发持续的心理反应，患者常表现出抑郁、焦虑、愤怒等情绪。抑郁和慢性疼痛之间存在密切的关系，消极的情绪反应会使患慢性疼痛的人感到更加不舒服，影响身体功能。

②镇痛治疗效果不同。医学上的疼痛控制技术对急性疼痛控制良好，而对慢性疼痛效果不佳，对慢性疼痛强调个体化的疼痛控制方案与患者自我管理结合的综合措施。

③急性疼痛和慢性疼痛对患者生活的影响不同。急性疼痛往往对患者的心理、行为、婚姻家庭、社会关系等方面造成一定的影响。慢性疼痛往往使患者采取一种围绕着疼痛的生活方式，过于自我关注、患者角色强化、社会角色减退。

（二）疼痛的解剖生理学基础及调控

1. 痛觉感受器

痛觉感受器是指能够向中枢神经系统传递有效、确切、可分辨的伤害性和非伤害性刺激信号的神经结构单元，主要是游离神经末梢，但并非所有的游离神经末梢都是痛感受器。

痛觉感受器按照部位可分为体表痛觉感受器、躯体深部痛觉感受器和内脏痛觉感受器；按照传输纤维的直径可分为主要传导刺痛等快痛感受器和主要传导灼痛等慢痛觉感受器。

有学者认为，任何刺激（如理化刺激）的强度达到一定的程度，就成为伤害性刺激，可以作用于相应的感受器，引起痛感觉与痛反应。有专家提出生理浓度的阳离子或带有阳离子成分的化学致痛物质（如生理盐水等）作用于游离神经末梢的阴离子受体部位，可引起疼痛。这种痛表现与各种伤害性刺激引起的痛完全一致，但刺激并未损伤组织。该专家由此提出，痛觉感受器是化学敏感的，而不是伤害性敏感的，这一学说有众多实验依据。

一般来讲，痛觉是由伤害性感受器的冲动激活中枢系统引起的，但是由神经损伤引起的疼痛，大多不依赖伤害性感受器的活动，而是神经系统可塑性变化的结果。

笔者认为，痛觉感受器的神经冲动通过以下两类神经递质传递。

①兴奋性氨基酸作用于 NMDA（N-甲基-D-门冬氨酸）受体和非 NMDA 受体发挥作用。

②肽类物质中最重要的是 P 物质，作用于 NK1 受体。如果 NK1 受体和 NMDA 受体同时激活，可引起强烈疼痛。

2. 疼痛的传导

①脊髓丘脑束：在脊髓的痛觉传导中起主要作用。其中，新脊髓丘脑束主要传导有定位特征的痛感觉成分，旧脊髓丘脑束主要传导痛情绪成分。

②旁中央上行系统：与慢痛和情绪反应有关。由新脊髓丘脑束、网状脊髓束、背柱突触后纤维束、脊颈束构成的传导快痛的特异性传导通路与由旧脊髓丘脑束、脊髓中脑束、脊髓旁臂杏仁束、脊髓旁臂下丘脑束、脊髓下丘脑束构成的传导慢痛（也可传导快痛）的非特异传导通路间的功能和作用是相辅相成的。

③内脏痛的传导通路：主要由交感神经中的 C 纤维传导。网状脊髓束、脊髓中脑束、脊髓旁臂杏仁束参与内脏的传入。

3. 疼痛的调控

疼痛的全过程都受到机体自身的调控，是机体对伤害性刺激的防御机制或代偿机制。从大脑皮层至脊髓的各级中枢和突触的传递都参与疼痛的调节活动。大脑存在一条从额叶皮质和下丘脑，通过中央导水管周围灰质到网状结构再到达脊髓背角的通路，用于抑制脊髓背角伤害性神经元活动。

①大脑皮质的调控。大脑皮质对疼痛信号进行感知、整合、调控，协调生理和心理反应。在调控过程中，皮质的感觉区可选择性地抑制伤害性刺激的投射效应，在慢性疼痛中的作用尤为显著。同时，可通过皮质脊髓束的下行调控，改变疼痛的认识过程。边缘系统通过下行传导通路抑制脊髓后角，调控疼痛信息的传入功能。

②间脑的调控。下丘脑的一些核团存在对伤害性刺激敏感的神经元，这些神经元参与疼痛信息的调控。刺激视上核、下丘脑的前、中、后部，可提高痛阈。丘脑的中央中核纤维抑制大脑皮质对束旁核的紧张性兴奋作用，或通过尾核对束旁核进行调控抑制疼痛。中央导水管周围灰质腹外侧区是镇痛区，其背侧在镇痛、情绪反应和逃避反应中发挥作用。

③脑干的调控。脑干在疼痛的下行调控中发挥重要作用。相关研究显示，在中枢神经系统存在一个镇痛系统，由延脑头腹内侧核群（中缝大核及邻近的网状结构）、脑桥外侧、背网状结构（蓝斑核群等）、中脑导水管周围灰质组成，经脊

髓背外侧束下行对脊髓背角信息传递和三叉神经背核疼痛敏感性神经元产生抑制作用。该系统接收来自脊髓的上行信息，还接收来自高位中枢的下行信息，参与脊髓的疼痛调控。

④脊髓的调控。脊髓对疼痛的调控机制较复杂。闸门控制学说是阐明脊髓对疼痛的调控机制的主要学说。脊髓后角是发挥调控作用的主要部位，角质层是脊髓各节段产生内调控效应的中心环节，同时也受到高位中枢的下行调控。疼痛信息在进入高位中枢前已在脊髓受到调控，使疼痛信号的量、性质和时速在此进行调控和转换。在脊髓内局部回路中，γ-氨基丁酸（GABA）激活 GABAβ 受体，强啡肽和脑啡肽激 μ 受体关闭 C 纤维末梢的钙离子通道，在节段性调控中发挥重要作用。

⑤疼痛的机理。疼痛的特定感受器是 Aδ 纤维和 C 纤维的神经末梢，分布在皮肤、肌层和内脏器官。创伤刺激作用于痛觉感受器，疼痛信号经后根神经节传入脊髓后角，并在此交换神经元，然后在脊髓内经多条传导束向高级神经中枢传递。当传导到视丘时，分为两路：一是由视丘到大脑感觉皮层，使我们感觉到疼痛的存在；二是进入脑前叶和边缘系统，引起情绪改变。脊髓对疼痛的调控处于重要地位，脊髓后角的胶质细胞就是这种调控效应的中心环节，疼痛传导也受到高级中枢的下行调控。

综上所述，疼痛是由神经系统内特异与非特异系统等多重传导通路之间，大脑皮质和皮质下各结构之间多种往返联系相互调节的结果。后者为机体提供伤害性刺激的位置、强度等信息，提出逃避的方向，并帮助神经系统结合经验进行分析，对疼痛产生认知，产生痛行为学反应。在这一复杂的多重系统中，破坏任何一个环节都会引起整个系统一系列"雪崩式"的变化，其他部位会代偿被破坏部位的原有功能，这是由机体内部调节机制和可塑性所决定的。

因此，一般而言，在疼痛治疗中永久性地损坏某一神经结构（如传导通路）的方法是不可取的，其止痛作用短暂，往往造成疼痛复发或改换形式，通常还会使疼痛程度加剧，甚至成为顽固性疼痛。因此，在疼痛治疗中"调节感觉的输入"，一般不指永久性"切断"某些通路，充其量是"暂时性地阻断"输入，这一点已被众多的临床及基础实验所证实。治疗疼痛的原则为，采取那些不影响其他感觉运动功能、全身状态的，不要求复杂设备和昂贵药物的方法。可以选取随机信号、杂乱波形，或选择某些特定频率的电刺激，少量多次循环使用，可以降低患者对治疗的耐受性，在一定程度上提高疗效。

（三）痛觉学说

目前，疼痛发生的机制主要受到闸门控制理论的影响。根据闸门控制理论，脊髓后角胶质细胞被认为在疼痛调节中充当一个闸门，有助于传入神经纤维的感觉传导进行突触前抑制。闸门的开合受到外部感觉输入和中枢下行抑制之间相互影响的限制。

1. 细纤维（C类）和粗纤维（Aδ类）的输入

细纤维（C类）除作用于T细胞外，还抑制SC细胞对T细胞的抑制作用而对后者起正反馈作用，使闸门开放，产生痛觉。粗纤维（Aδ类）的输入，除作用于T细胞外，还增强SC细胞对T细胞的抑制作用而对后者起负反馈作用，使闸门关闭而镇痛；同时还通过上行纤维的传入，触发中枢的下行抑制过程（包括记忆、注意、传递经验等过程），以关闭闸门。

2. 闸门控制系统与疼痛的感觉

情绪和中枢控制之间存在多种相互作用，其中T细胞主要传递到感觉-分辨系统（通过新脊髓丘脑系）和动机-情感系统（经旁中央上行系统）。粗大纤维的刺激可激活中枢神经系统的调节机制。

3. 疼痛程度受多种因素的影响

闸门控制学说认为，由T细胞所产生输出的性质取决于多方面因素对其作用总和的结果。因此，采取多种措施作用于其产生输出的多个环节的综合疗法，势必比单一方法有效得多。要避免轮番地试用各种疗法，致使患者对每一种疗法依次出现耐受性而久久不愈，使疼痛和残疾加重，患者对治疗丧失信心。

应采用综合治疗进行"总攻"，以发挥多种疗法的协同作用，防止耐受与成瘾，其整体作用远远大于各种疗法的简单相加，对于缩短病程、减轻患者的痛苦、限制和减少残疾的发生、减轻家庭和社会的负担具有一定的意义。

以上3个系统相互作用并都投射到运动系统，引起一系列的痛反应。例如，烦躁、抑郁、恐惧等情绪；身体屈曲、坐立不安；呻吟、喊叫、咬牙；检视伤区、抚摸、捶打、揉搓伤区，跛行；面红耳赤、大汗、心慌憋气、恶心呕吐、血压下降等植物性反应；诉说疼痛体验，估计后果，提高服药频率；睡眠习惯的改变（如夜间痛醒多次）；发作时被迫停止活动、进餐等。

第三节　长期制动或卧床的不良生理效应

一、对肌肉骨骼系统的影响

（一）关节挛缩

肢体和关节长期保持固定，特别是当关节发炎或肌肉瘫痪时，或者肢体姿势不正确时，就会导致关节僵硬。如果持续制动导致肌肉在缩短状态下保持5~7天，就会造成肌肉收缩并出现肌腹缩短的现象，这是肌原纤维缩短而形成的。在经过3周以上的时间后，肌肉和关节周围的松弛结缔组织会转变为紧密的结缔组织，进而会导致关节变得更容易挛缩。

（二）肌肉萎缩及无力

在持续卧床休息的情况下，肌力每周会下降5%~10%，相当于每天下降1%~3%；如果继续卧床休息3~5周，肌力可能减少一半。肌肉会出现失用性萎缩，特别是会在股四头肌和背部伸展肌肉上表现得更加明显。并且肌肉耐力会下降。

（三）骨质疏松

骨质疏松是因为在长期制动状态下，肌腱牵拉减少，并且骨质未受到适当的重力负荷，以及内分泌和新陈代谢的变化，而造成骨质的钙和羟基氨酸排泄增加。

二、对心血管系统的影响

（一）基础心率升高

心率在休息状态下升高的主要原因包括长期卧床导致血容量减少、心脏每搏输出量降低及自律神经功能紊乱（可能为迷走神经张力降低或交感神经张力增高）等。心率升高、舒张期缩短导致冠状动脉的血液供应量减少。因此，长期制动或卧床者即使是进行轻微活动也可能出现心动过速的情况。

（二）直立性低血压

直立性低血压是指因血压调节反射异常导致的直立后血压异常下降的现象。当患者从躺下到快速起立时，由于血压急剧下降会出现一系列的症状，包括苍白、出汗、头晕、心悸、恶心、呕吐、脉压下降，甚至晕厥等。在正常情况下，改变体位时，如从躺着变成站立，人体会通过交感神经反射调节来重新分配血液，但长期卧床或制动的人可能出现自主神经调节功能障碍，因此会导致无法维持正常的血压。又因为在直立时，受重力作用的影响，血液从体内核心向外周（特别是下肢）转移，从而导致了直立性低血压。

（三）静脉血栓形成

长期卧床后可使血容量减少，血细胞比容升高，血液黏滞度明显升高，肌肉泵的作用减弱，下肢血液回流阻力增大，静脉血管容量增加，以及血流速度减慢，血小板聚集等，这些均可提升静脉血栓形成的危险性，可导致血栓性静脉炎或深部静脉血栓，甚至出现肺栓塞。

三、对代谢的影响

（一）负氮平衡

每天都卧床不活动的患者可能每天损失 2 克氮，到第 5 天和第 6 天损失的氮的量值就会逐渐增加，直到第 2 周达到顶峰。卧床 3 周后，再经过 1 周的活动，氮的正常代谢才能恢复。

（二）负钙平衡

卧床的患者每周平均排出 15 克钙，其中第 4~5 周失钙量最为明显。缺乏肌肉活动导致长骨的骨头和干骺端的软质骨失去钙，即所谓的失钙。定期运动可以预防骨质疏松和钙流失的发生。

四、对泌尿生殖系统的影响

（一）泌尿系统结石

长期卧床会使得身体中的钙从骨骼中游离到尿液中，造成骨质疏松，进而形成高钙尿症，并且还会伴随尿磷排泄的增加，从而形成结石。

（二）尿潴留和尿失禁

过长时间躺在床上可能因为缺乏重力作用或腹肌无力，引起尿潴留或残余尿增加。同时，也可能出现尿道括约肌松弛、括约肌无力和充盈性尿失禁等问题。

（三）泌尿系统感染

长时间卧床或久坐会增加泌尿系统感染的风险，因为这有可能导致泌尿系统结石和尿失禁的发生。

五、对呼吸系统的影响

长时间卧床会导致人体潮气量、每分通气量以及最大呼吸能力降低，同时肺活量和功能性残余容量也会减少15%～30%。呼吸变得浅短，每分钟呼吸次数增加，横膈活动范围缩小，呼吸道分泌物积聚难以排出。

早期可通过深呼吸、咳嗽、必要时引流等方法及时排出分泌物。当呼吸受到阻碍时，要及时进行适当的胸部按摩。

六、对消化系统的影响

长时间卧床不动可能导致消化和吸收功能下降，从而出现食欲缺乏和营养不良的情况。长时间卧床或减少活动会导致患者的生活习惯（包括饮食和饮水习惯）发生变化。另外，缺乏下床活动和胃肠蠕动减弱也容易导致便秘发生。

七、对内分泌系统的影响

（一）糖耐量变差

在卧床休息8周后，糖耐量就会变差，其严重程度与卧床休息时间成正比。

缺乏运动可导致肌膜上与胰岛素结合的部位减少,且胰岛素作用减弱。这一问题可以通过腿部大肌群的等张性运动而得到处理。

(二)血清内甲状旁腺激素增加

血清内甲状旁腺激素增加与缺乏运动而引起的高钙血症有关。

(三)其他

缺乏运动可致雄性激素分泌减少及精子生成减少,而从交感髓质系统分泌的儿茶酚胺则增加。

八、对神经系统的影响

长期制动者可出现感觉异常和痛阈下降。由于感觉输入减少,加之原发伤病的痛苦和与社会的隔离,极易产生焦虑、抑郁和情绪不稳,出现情感淡漠、退缩、易怒、幻视与幻听等问题,还会引发心理障碍,甚至出现悲观厌世情绪。

上述表现的出现与制动时间的长短、伤残的病因、个案的年龄及患者自身的调适能力有密切关系。

此外,患者的认知能力、判断力、记忆力、学习能力和协调力等,也会产生不同程度的障碍。

九、对皮肤的影响

长期卧床者最常见的并发症是压疮。全身营养及代谢状态的改变,局部皮肤长时间受压和血液循环障碍等因素,都会引起皮肤损伤、溃疡甚至坏死,从而形成压疮。此外,局部皮肤细菌或真菌感染等因素也可促进压疮的发生。

十、心智障碍

当一个正常健康的人被迫卧床休息5周后,就可能出现焦虑、易怒、情绪低落和睡眠质量变差等情况,还会伴随对外界环境刺激敏感度降低的情况。

肢体残疾的患者需要长期卧床,这使得他们更加依赖他人,从而会产生一种软弱的心理状态。当肢体残疾的患者身体形象受损后,此类人群可能感到困惑和失落，怀疑生活的意义，对自己的存在价值产生疑问，特别是那些天生或在年幼时就肢体残疾的人，他们在适应社会的过程中会面临更加严峻的挑战。

总的来看，长时间卧床或者受到活动限制会对身体产生明显的不良影响。如果不及时采取预防措施，其导致的并发症可能比本身的伤病更难康复。

第五章 常见康复训练活动

第一节 拉伸训练

一、腹肌

（一）起始姿势

仰卧在瑞士球上，膝关节弯曲支撑在地面上。同时，与瑞士球接触的还有骶骨、脊柱和头部。此外，手臂伸开至头顶。

（二）动作描述

为了提高腹肌的伸展程度，慢慢伸直膝盖，将头部向后仰，直至感觉到腹部肌肉被拉伸。

通过鼻子的呼吸，腹部进行呼吸收缩和扩张，拉伸的力度随着呼吸的次数增加而逐渐增加。

每组动作持续1~2分钟。

（三）动作要领

在拉伸过程中，应保持骶骨始终与球面接触（见图5-1-1）。

注意事项：在日常活动中，如果在抬头向上看的时候，有头晕的感觉，就不要进行这个拉伸动作。如果在进行这个动作时会感觉虚弱或头晕，应当立即停止，建议寻求专业人员的帮助，以确认是否出现了椎动脉闭塞。

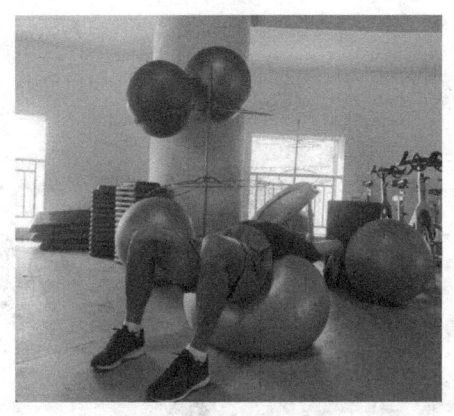

图 5-1-1 腹肌拉伸

二、内收肌

（一）起始姿势

躯干挺直，坐在瑞士球上，拉伸的腿侧向伸出，脚尖保持向前。

另一条腿应与正前方约成 45° 角，脚尖方向与膝部方向保持一致。

（二）动作描述

不做拉伸腿的膝关节弯曲，身体在瑞士球上慢慢移动，直至感觉到做拉伸腿的肌肉被拉伸。

吸气，保持做拉伸腿全脚掌着地 5 秒。

身体放松，一边呼气一边提高不做拉伸腿膝关节的屈膝程度。保持这个姿势 5 秒，重复此动作 3～5 次。

（三）动作要领

弯曲的腿，脚尖方向与膝部方向保持一致。

保持躯干挺直。

在这个过程中，保持做拉伸腿全脚掌着地（见图 5-1-2）。

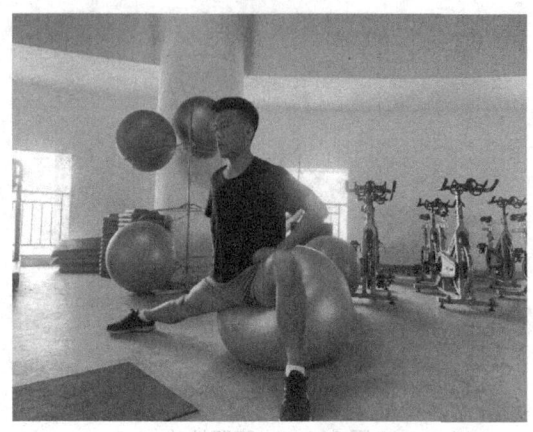

图 5-1-2 拉伸内收肌

三、胫骨前肌

（一）起始姿势

双脚并拢站立，将要拉伸的腿抬高。

（二）动作描述

抬高腿，足部跖屈，同时外翻。

在正常呼吸的前提下，保持这个姿势 30 秒，重复此动作 3～5 次，或感觉到疲劳而无法继续为止。

（三）动作要领

拉伸时保持全身状态良好。

四、腓肠肌

（一）起始姿势

面向墙站立，双手支在墙上，支撑住上身。一条腿后撤，膝部挺直，全脚掌着地。

（二）动作描述

身体重心向墙的方向移动，直到感觉小腿后面的腓肠肌被拉伸。吸气时，后脚的足跟蹬住地面 5 秒。

呼气时身体放松，重心再次移向墙的方向，使拉伸腓肠肌的力度加大，直到感觉吃力而无法继续为止。保持这个姿势 5 秒。

重复以上动作 5 次，或直到感觉疲劳而无法继续为止。

（三）动作要领

后脚与墙面垂直。

后腿保持伸直。

保持脊柱呈一条直线，下颌向内收拢。

五、腘绳肌

（一）起始姿势

坐在瑞士球上，脊柱呈一条直线。

用示指与拇指捏住腰椎处一小块皮肤。

如果无法捏起皮肤，尝试将骨盆向前倾斜。若仍然无法捏起皮肤，可将运动贴布捆在腰椎上。

（二）动作描述

捏住后背的皮肤，从髋关节向前方倾斜躯干，直至腘绳肌有牵拉感。吸气，足跟向地面用力，使腘绳肌收缩，保持该姿势 5 秒。

身体放松，呼气，躯干再向前方倾斜，直到感觉到吃力而无法继续为止。保持这个姿势 5 秒。

重复以上动作 3～5 次，或直到感觉疲劳而无法继续为止。

（三）动作要领

捏住后背皮肤不要放开。

保持胸膛挺直。

保持下颌内收（见图 5-1-3）。

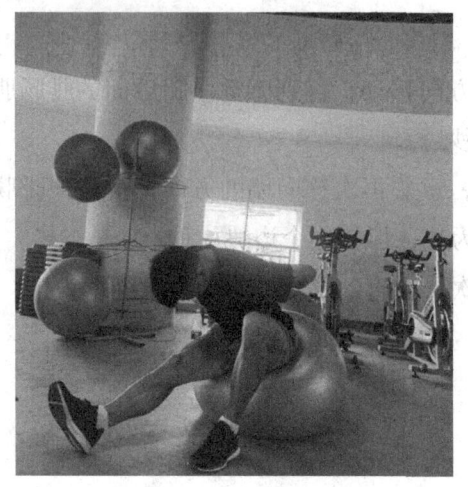

图 5-1-3 拉伸腘绳肌

六、颈伸肌

(一)起始姿势

以标准坐姿坐好。

一只手抵住下颌。

(二)动作描述

将下颌向颈部收拢,可以用一只手向内抵住下颌,将下颌推向颈部。

当感觉到颅骨下方(枕骨)、头后大直肌和头后小直肌所在区域被拉伸后,将另一只手置于头后。

吸气,屏住呼吸,头部用约 10% 的力量顶向置于头后的手。置于头后的手抵抗住头部的作用力,让头部保持静止。

保持肌肉收缩的状态约 5 秒,身体放松,然后一边呼气,一边继续收拢下颌,增加拉伸颈部的力量,直到感觉吃力而无法继续为止。

重复以上动作 3~5 次。

(三)动作要领

保持躯干挺直。

保持下颌向内收拢。

肌肉收缩时，头部保持静止。

七、胸小肌

（一）起始姿势

四肢支撑在地面上，一侧手臂的肘部置于瑞士球顶面。

将肩膀抵在瑞士球上。

（二）动作描述

保持手臂平行于地面，将身体重心慢慢向地面降低。

当瑞士球一侧手臂的腋下（腋窝）感觉到被拉伸时，吸气并屏住呼吸，然后用约10%的力量将前臂与肘部向瑞士球内推。

让肌肉保持收缩的状态5秒，放松，一边呼气，一边再将躯干降低，直到感觉吃力而无法继续为止。

重复以上动作3～5次。

（三）动作要领

保证在整个动作过程中，肩膀抵住瑞士球。随着拉伸力量的增加，让肩胛骨向脊柱方向靠近。

八、股四头肌

（一）起始姿势

在健身垫上单膝下跪，前腿全脚掌着地，后腿胫骨抵住瑞士球。

保持躯干挺直。

如果难以保持身体平衡，可以将身体向后靠，扶住瑞士球。

（二）动作描述

骨盆向前转动（向下倾斜），拉伸股四头肌。

吸气，小腿用力压住瑞士球，保持5秒。

身体放松，然后呼气，骨盆继续向下倾斜，直至感觉到吃力而无法继续为止。保持这个姿势 5 秒。

重复以上动作 3～5 次，或直至感觉疲劳而无法继续为止。

（三）动作要领

保持躯干挺直，下颌向内收拢。在这个过程中，可以适当调整膝部移向远离瑞士球的方向，直到感觉舒适（见图 5-1-4）。

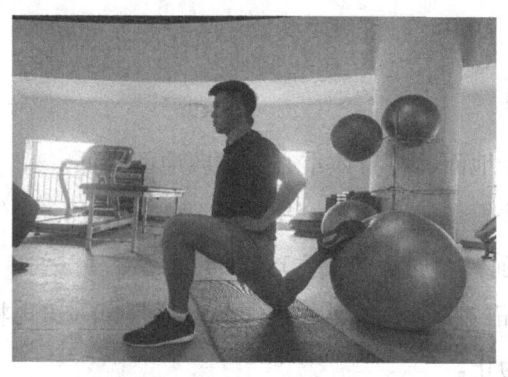

图 5-1-4　拉伸股四头肌

九、阔筋膜张肌

（一）起始姿势

侧对墙面站立，要进行拉伸的腿交叉放置于另一条腿的后面，使其处于内收和被拉伸的状态。抬起靠近墙面一侧的手臂，用前臂抵住墙面，以支撑住身体。

（二）动作描述

在骨盆外侧向下运动的同时向墙的方向移动。

缓慢地深呼吸，以放松的姿势进入拉伸。每 2～3 次呼气就将拉伸的幅度稍稍加大，持续拉伸 30～60 秒。

（三）动作要领

保持骨盆两端不发生身体前后方向的移动。

两脚全脚掌着地，且平行于墙面。

第二节　稳定性训练

一、四点支撑吸腹

（一）起始姿势

双手支撑着跪在地上（类似于马步的姿势）。

手臂支撑在肩膀正下方，大腿也在髋部的正下方。

可以用一根木棍置于脊柱上，帮助脊柱保持"自然中立位"。木棍中段与腰椎之间缝隙的宽度应近似于手掌的厚度。

（二）动作描述

吸气，让腹部向地板方向膨胀。

呼气时，保持脊柱稳定不动，缓慢地让肚脐收向脊柱的方向。保持肌肉收缩的状态10秒。

再次吸气，重复做以上动作10次。

（三）动作要领

脊柱保持"自然中立位"。

吸气时，确保腹部膨胀，鼓向地板方向（见图5-2-1）。

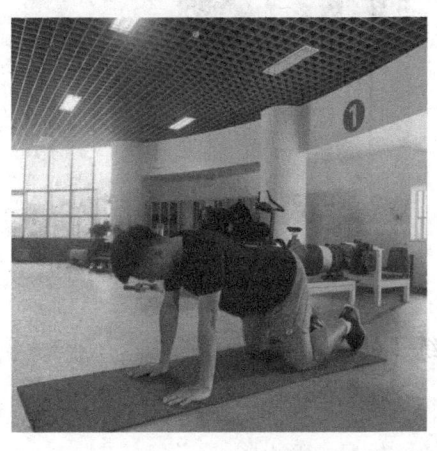

图5-2-1　四点支撑吸腹

二、肩袖缆绳训练

（一）肩袖缆绳训练（内旋）

1. 动作描述

侧对缆绳训练设备站立，用靠近机器一侧的手拉住缆绳的把手，肘部收于体侧。

吸气，让肚脐贴向脊柱的方向。

一边呼气，一边缓慢地将缆绳拉向身体的另一侧，并拉动到尽可能远的距离（结束姿势）。

完成结束姿势后，一边吸气，一边回到最初肚脐贴向脊柱的姿势。

2. 动作要领

保持躯干挺直，双眼直视正前方。

保持在训练设备一侧手臂的肘关节呈 90°角，且收于体侧（见图 5-2-2）。

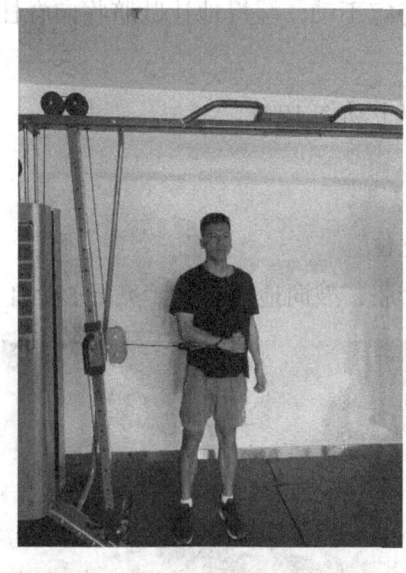

图 5-2-2　肩袖缆绳训练（内旋）

（二）肩袖缆绳训练（外旋）

1. 起始姿势

侧对缆绳训练设备站立，用远离设备一侧的手拉住缆绳，肘部收于体侧。

2. 动作描述

让肚脐缓慢地贴向脊柱的方向。

吸气时，缓慢地将缆绳拉向身体的另一侧，并拉动到尽可能远的距离。

上一步动作结束后，一边吸气，一边回到肚脐贴向脊柱的姿势。然后一边呼气，一边恢复到起始姿势（见图5-2-3）。

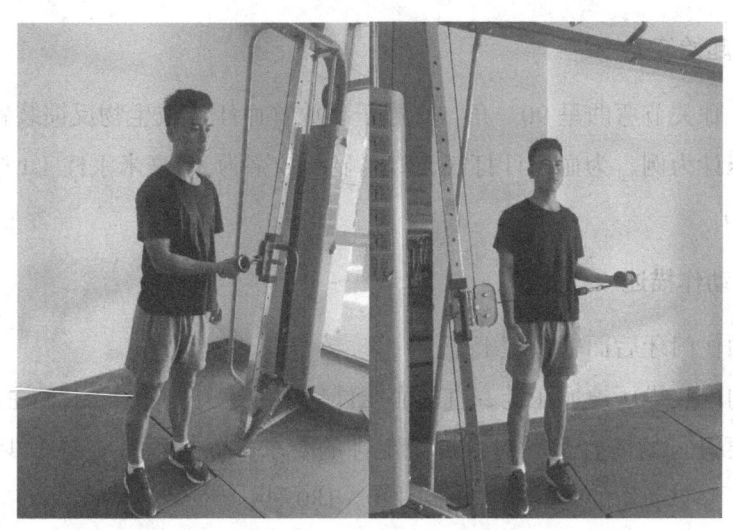

图 5-2-3　肩袖缆绳训练（外旋）

三、拉力带交叉行走

（一）起始姿势

双脚踩住拉力带。

双手各执拉力带的一端。

将手中的拉力带左右交换，使拉力带交叉于身体前方。

站立时保持站姿标准，掌心向前。

（二）动作描述

双手抓住交叉的拉力带，缓慢地向前方行走。每一步都应将髋关节尽可能地外展，即以45°角向前迈进。

（三）动作要领

保持躯干挺直，不要向两侧移动，双眼始终直视正前方。

保持掌心向前。

四、深层颈屈肌稳定性训练

（一）起始姿势

仰卧，膝关节弯曲呈 90°角，在脖子下放置血压计或生物反馈装置。

以血压计为例，为血压计打气，直至显示数字为 30 毫米汞柱（1 毫米汞柱≈0.133 千帕）。

（二）动作描述

舌头顶住门牙后面的口腔上壁。

下颌向内收拢压迫血压计，直至血压计显示数字升高 10 毫米汞柱。

根据要进行的体育运动对颈部稳定性的要求，保持这个姿势至少 10 秒，至多 180 秒。整套动作的时间应控制在 120~180 秒。

患有颈椎间盘突出者严禁进行此训练。

（三）动作要领

以贯穿两只耳朵（沿耳道方向）的直线为轴，头部不要向两侧移动，双眼始终直视正前方。

保持头部挺直，可以让另一人在旁观察，给予反馈。

五、颈部瑞士球训练

（一）起始姿势

身体直立，将瑞士球放在头部侧方（侧向弯曲动作或旋转动作时）、后方（进行伸展动作时）或是抵在额头上（进行屈曲动作时）。

瑞士球应支撑在墙上，或固定的框架上，或门框上。需要时，手可以扶住门框或框架来辅助动作。

（二）动作描述

舌头顶住门牙后面的口腔上壁。

轻轻地将头部与颈部向瑞士球内侧弯曲，强度为能让自己保持该动作至少30秒。

用相同的方法将头部与颈部轻轻地旋转，同样保持该动作至少30秒。轻轻地将头部与颈部向瑞士球内伸展（可以采用将身体推离门框的方式来实现此动作），保持该动作30秒。

轻轻地将头部与颈部向瑞士球内屈曲（可以采用将身体拉向门框或框架的方式来实现此动作），并保持该动作30秒。每组训练将以上每个动作重复2~6次。

（三）动作要领

训练时保持全身姿势标准。

训练时力度应较为轻缓。

用眼睛辅助肌肉运动。例如，当颈部屈曲时，眼睛向下看；侧向弯曲或旋转时，眼睛要看向要弯曲或旋转的方向；当颈部伸展时，眼睛要向上看。

六、俯卧马步

（一）起始姿势

双手支撑着跪在地面上（类似于马步的姿势）。

手臂支撑在肩膀正下方，大腿也在髋部的正下方。

可以用一根木棍置于脊柱上，帮助脊柱保持"自然中立位"。木棍中段与腰椎之间缝隙的宽度应近似于手掌的厚度。

（二）动作描述

吸气，让腹部膨胀，鼓向地面。

当呼气时，保持脊柱稳定不动，缓慢地让肚脐贴向脊柱的方向。

将一侧手臂和对侧腿的膝部同时抬高几毫米，离开地面。在这个过程中注意让脊柱保持"自然中立位"，尽可能地不要让木棍发生转动，躯干与髋部也尽可能地不发生侧向的移动。

保持肌肉收缩的状态 5~10 秒。换另外一侧手臂与腿重复以上动作。

在腹部保持收缩状态的过程中自然呼吸，每一侧的动作重复 10 次。

（三）动作要领

脊柱保持"自然中立位"。在进行这个动作的过程中，要保持腹部收缩，肚脐贴向脊柱的方向。

七、下腹训练

（一）起始姿势

仰卧，膝关节弯曲呈 90° 角，将一个血压计或生物反馈装置放置在腰背部之下。

以血压计为例，为血压计打气，直至显示数字为 40 毫米汞柱。

（二）动作描述

吸气入腹，然后呼气；在呼气时，缓慢地让肚脐贴向脊柱的方向。

保持腹部收缩，肚脐贴向脊柱方向，后背用力压住血压计。为血压计打气，直到血压计显示数字升高 30 毫米汞柱。

保持血压计显示数字不变，抬高一条腿（训练初始阶段，从膝关节屈曲开始）直到让膝部竖直指向天花板。换另一条腿进行相同的动作。

可以通过让腿逐渐伸直来增加训练强度。可以同时抬高双腿，也可以在双腿抬高的状态下依次放下两条腿。

（三）动作要领

保持腹部收缩，肚脐贴向脊柱的方向。

保持血压计显示数字在精确的位置。血压计显示数字变动代表着身体姿势不够标准。

在理想情况下，在开始此项训练之前与训练之后第四周时，应该检查脊柱曲线的角度，防止训练将脊柱拉直。

该训练旨在尽可能地加强下腹的肌肉，只有将身体肌肉训练至可以完美地进行站姿训练时，才可以进行卧姿训练。

八、平衡板站立并深蹲

（一）起始姿势

躯干挺直，站立在平衡板上，双眼直视前方。两脚之间的距离与肩同宽，可以向外打开约 30°。

（二）动作描述

吸气，腹部收缩，缓慢地让肚脐贴向脊柱的方向。训练刚开始的阶段，只需在平衡板上站立，并保持平衡。

若很容易就可以保持平衡，可以在腰椎不弯曲（屈曲）的前提下，在平衡板上尽可能地深蹲。蹲下后，足跟向平衡板用力，慢慢站起。站起的动作也是训练最困难的动作，这时要缓慢呼气。

（三）动作要领

保持躯干挺直，双眼直视前方。

保持每条腿的膝部方向与脚尖方向一致（见图 5-2-4）。

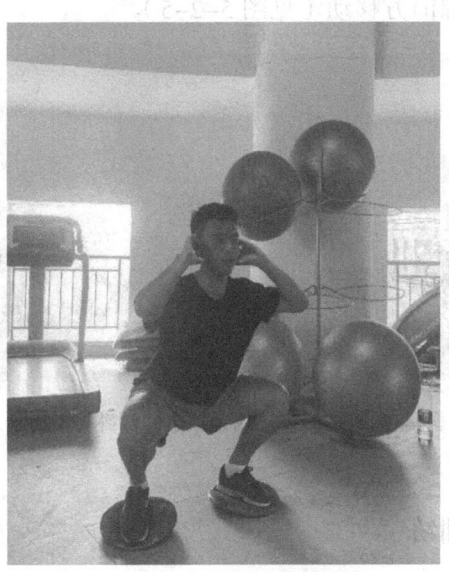

图 5-2-4　平衡垫深蹲

九、瑞士球上仰侧卧转

(一)起始姿势

仰卧在瑞士球上,头部、颈部和肩膀与球面接触,两只脚均全脚掌着地。

舌头顶住门牙后面的口腔上壁。

手臂向两侧打开,掌心向上。

(二)动作描述

吸气,腹部收缩,缓慢地让肚脐贴向脊柱的方向。

仰卧在瑞士球上,将身体向一侧转动至恰好可以保持平衡与姿势标准的程度。保持该姿势 1~3 秒。换另一侧重复该动作。

(三)动作要领

保持头部与躯干挺直(无侧向弯曲),肩膀与髋部平行于地面,脊柱保持"自然中立位"。

保持小腿垂直于地面,髋部与肩膀处于同一高度。保持下背挺直,不要弯曲。不要让膝部向脚踝前方移动(见图 5-2-5)。

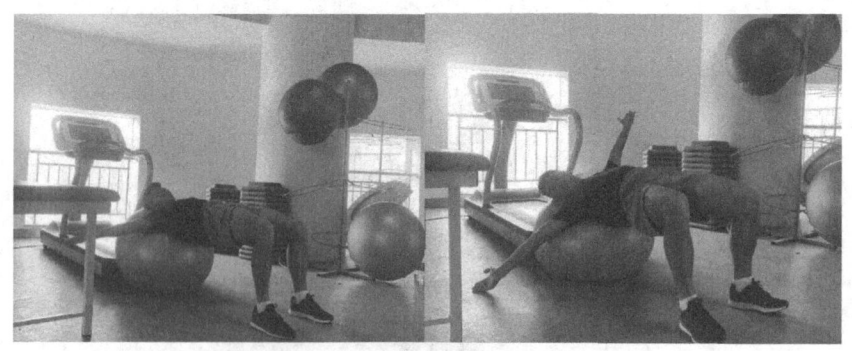

图 5-2-5　瑞士球上仰侧卧转

十、脚趾触地训练

(一)起始姿势

直立,将木棍横在背上,抬起一条腿。

（二）动作描述

吸气，腹部收缩，让肚脐贴向脊柱的方向。

支撑在地面的腿全脚掌着地，该腿膝部弯曲，将另一只腿向前伸出，探向尽可能远的距离。

保持重心完全落在支撑腿上，让移动的腿在所能达到的最远处轻拍地面。

将腿伸出的方向变为前方45°角、侧向、后方45°角和向后。重复以上动作。换另一侧重复该动作。

（三）动作要领

保证支撑腿的脚尖方向与膝部方向一致。

确保支撑腿的臀部不要偏离人体正中线。

保持躯干挺直，不要向两侧弯曲（见图5-2-6）。

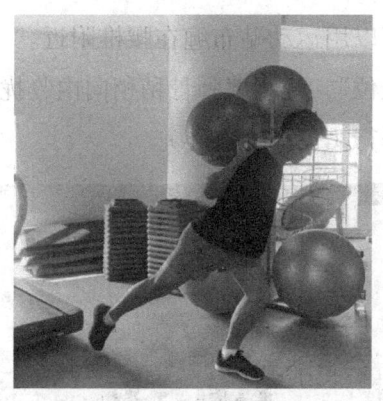

图 5-2-6　脚趾触地训练

第三节　力量训练

一、硬拉

（一）起始姿势

站在杠铃前方，向前俯身，两脚之间的距离与肩同宽。

紧握杠铃，保持脊柱呈一条直线。

（二）动作描述

吸气，腹部收缩，让肚脐贴向脊柱的方向。

用力提起杠铃，提起的过程中注意用缩唇呼吸，同时注意在将杠铃提过膝关节之前，躯干的角度保持不变。

当杠铃被提起经过膝关节后，髋部向前移动，使身体逐渐挺直。在整个过程中，保持手臂伸直。

当杠铃达到最高处的时候吸气，同时保持腹部收缩，肚脐贴向脊柱。然后慢慢放下杠铃，髋部逐渐弯曲，使杠铃贴近身体，直至杠铃经过膝关节到达地面。

在提起或放下杠铃最费力的时候呼气。

（三）动作要领

保证腰椎不弯曲，可以用运动贴布缠在腰椎附近。

脊柱保持"自然中立位"，两侧肩胛骨稍稍向内收拢。

保持视线与水平面平行（见图5-3-1）。

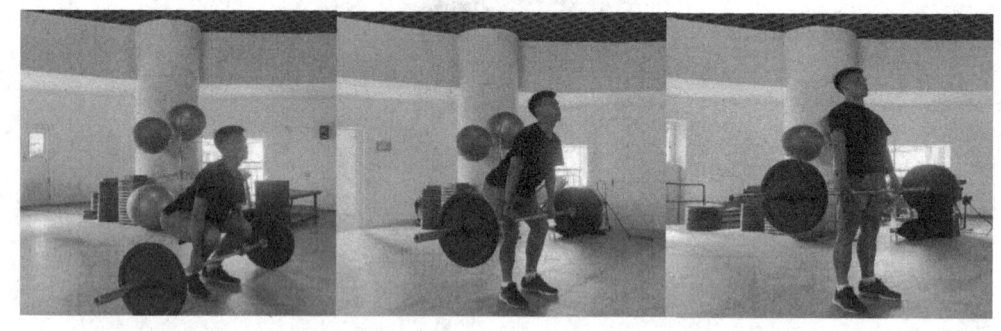

图 5-3-1　硬拉

二、弓步（单腿前蹲）

（一）起始姿势

双手各执一个哑铃，躯干挺直，两脚之间的距离与肩膀同宽。

一条腿向前迈出一大步。

（二）动作描述

吸气，腹部收缩，让肚脐贴向脊柱的方向。

一条腿向前跨出一大步，有控制地将身体重心向地面方向降低。

允许膝关节弯曲，动作结束时，另一条腿的膝部应稍稍离开地面。

重心较多地放在身体前面。

弓步时，身体达到最低处，然后用力蹬地，使身体恢复起始姿势的直立状态。在身体重心升高感到最困难的时候，用缩唇呼气。

（三）动作要领

保持躯干挺直，两侧肩胛骨稍稍向一起收拢，保持头部挺直，视线水平向前。

在身体下降和抬高过程中，保持前腿膝关节方向与脚尖方向一致。不要让踝关节和膝关节向人体正中线移动。

保持身体的重心落在前脚脚心与足跟之间（见图 5-3-2）。

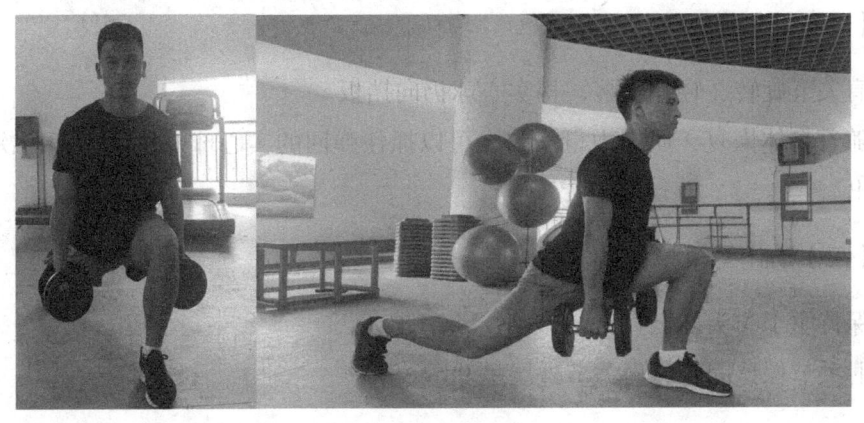

图 5-3-2　弓步

三、实心球肩外旋

（一）起始姿势

背对训练用的挡板站立，手中握住一颗实心球。将头转向肩膀，眼睛看着挡板，肩关节与肘关节皆呈 90° 角。

（二）动作描述

肩关节旋转、轻弹手腕，将实心球扔向身后的挡板。

随着身体恢复、肌肉力量增强，可以抓住弹回的实心球，然后立即再次向后方抛出。

（三）动作要领

保持躯干挺直。肘关节保持固定，肩关节外展呈 90° 角。

四、实心球肩内旋

（一）起始姿势

面对训练用的挡板站立，手中握住一颗实心球。眼睛向前看着挡板，肩关节与肘关节皆呈 90° 角。

（二）动作描述

肩关节旋转、轻弹手腕，将实心球扔向挡板。

随着身体恢复、肌肉力量增强，可以抓住弹回的实心球，然后立即再次向前方抛出。

（三）动作要领

保持躯干与头部挺直。

肘关节保持固定，肩关节外展呈 90° 角。

五、罗马尼亚硬拉

（一）起始姿势

身体直立，眼睛直视前方。

双臂伸直，握住杠铃（也可以用哑铃）。

（二）动作描述

吸气，腹部收缩，让肚脐贴向脊柱的方向。

膝关节微弯，脊柱保持"自然中立位"。髋关节向前弯曲，直到感觉腘绳肌被拉伸。

在硬拉的最低处，双脚用力蹬地，依靠髋关节伸展的力量让身体挺直，恢复起始姿势。在提起杠铃感觉最费力的时候呼气。

（三）动作要领

保证腰椎不弯曲，如果需要，可以用运动贴布缠在腰椎附近。这样，贴布会拉紧皮肤，一旦脊柱发生弯曲就能被感觉到。

保持躯干挺直，两侧肩胛骨稍稍向内收拢。保持两腿膝关节微弯，注意放下杠铃的过程中也要保持弯曲（见图 5-3-3）。

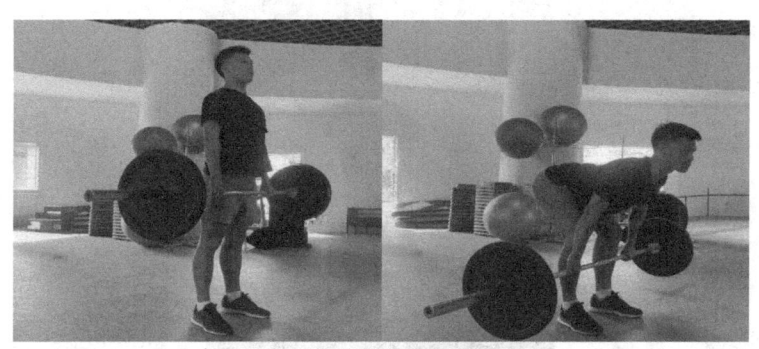

图 5-3-3　罗马尼亚硬拉

六、单臂推绳

（一）起始姿势

侧弓步，背对缆绳训练设备。

用前腿对侧的手握住缆绳的把手（为了安全起见，在握住缆绳把手后再做侧弓步动作）。

（二）动作描述

吸气，腹部收缩，让肚脐贴向脊柱的方向。

后腿用力蹬地，将身体推向远离缆绳训练设备的方向。躯干旋转至完全背对设备，做出拳的动作，将缆绳推向前方。

在推出缆绳的过程中，感觉最费力的时候用缩唇呼气。

保持腹部收缩，让肚脐贴向脊柱方向，吸气的同时让身体恢复起始姿势。

（三）动作要领

保持躯干挺直，眼睛直视前方。保持前臂与缆绳平行、手腕伸直。

身体重心向前移动，躯干旋转，用手臂将缆绳以均匀的速度推向前方（见图5-3-4）。

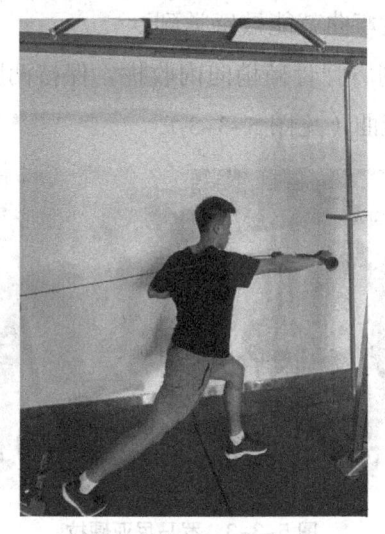

图 5-3-4　单臂推绳

七、单臂哑铃耸肩

（一）起始姿势

身体以标准站姿站立，两脚分开，两脚之间的距离与肩同宽，用一只手握住一个哑铃。

（二）动作描述

吸气，腹部收缩，让肚脐缓慢地贴向脊柱的方向。

一只手臂提着哑铃，将该侧肩膀上提。

当肩膀抬高至难以继续时，用缩唇呼气。

（三）动作要领

保持躯干挺直，肩膀不要向前弯曲。
头部保持静止，不要侧向弯曲和向前伸出（见图 5-3-5）。

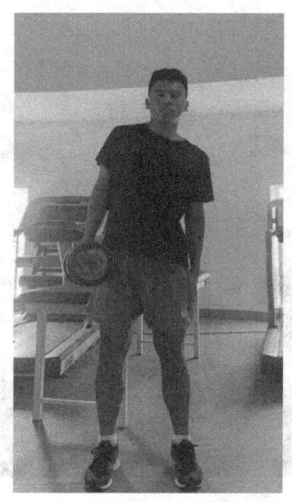

图 5-3-5　单臂哑铃耸肩

八、单臂拉绳

（一）起始姿势

弓步面对缆绳训练设备。
用前腿对侧的手握住缆绳的把手。

（二）动作描述

吸气的同时腹部收缩，让肚脐贴向脊柱的方向。
前脚跟向后用力，将身体推向远离缆绳训练设备的方向。
躯干旋转至拉住绳子的手臂一侧，做拉弓的动作，将缆绳拉向身体。
在一侧手臂拉住缆绳的过程中，对侧手臂向前伸出，让身体反向旋转。
在拉缆绳的过程中，感觉最费力的时候，用缩唇呼气。
保持腹部收缩，让肚脐贴向脊柱的方向，一边吸气，一边让身体恢复起始姿势。

(三)动作要领

保持躯干挺直,眼睛直视前方。保持前臂与缆绳平行、手腕伸直。

身体重心向前移动,躯干旋转,用手臂将缆绳以均匀的速度拉向身体(见图5-3-6)。

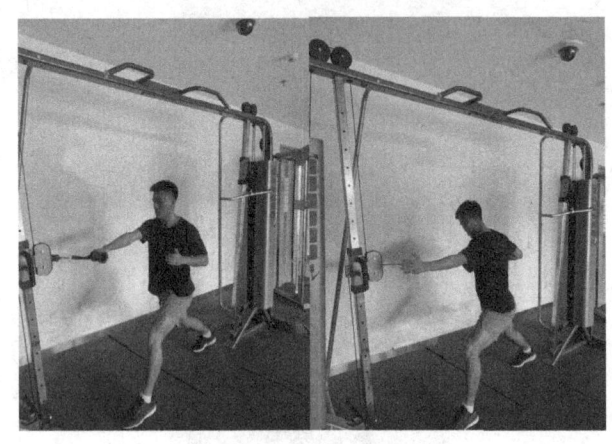

图 5-3-6 单臂拉绳

九、瑞士球上仰卧伸髋

(一)起始姿势

在瑞士球上仰卧,将头部、颈部和肩膀搭在瑞士球上。两只脚全脚掌着地。在大腿靠近膝盖的部位,用弹力带将两腿绑在一起。

舌头顶在门牙之后的口腔上壁。

(二)动作描述

吸气,腹部收缩,让肚脐缓慢贴向脊柱的方向。

一边呼气,一边将髋关节向地面方向降低。

髋关节降低至接近地面,这个过程允许瑞士球有轻微的移动。在吸气的同时,足跟用力蹬地,缓慢地抬高髋关节,回到起始姿势。

(三)动作要领

保持小腿与地面垂直。

用臀部的力量将髋关节抬高。

训练过程中不要让膝关节向身体移动（见图5-3-7）。

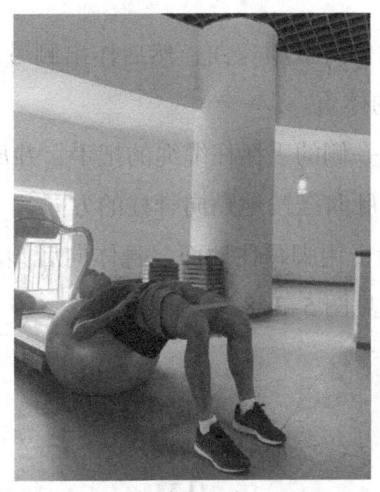

图5-3-7 瑞士球上仰卧伸髋

十、水中漫步

（一）起始姿势

在游泳池中直立，水位应达到腰部或高于腰部。

（二）动作描述

在水中以合适的步速进行走动，必须要在没有疼痛感的前提下进行。

只要没有感到不适，就可以逐渐提高速度。这类训练可以在前方、后方及侧方等方向上进行。

（三）动作要领

在训练过程中，让身体尽量保持平时行走或慢跑的正常姿势。

保持住稳定的体态和关节形态，尤其需要让膝部的方向和脚尖的方向保持在同一个方向。

十一、伐木动作

（一）动作描述

背对缆绳训练设备站立，双腿弯曲，然后作出侧弓步的动作。这时弯曲下来的膝盖承担了大约 70% 的体重。

用远离缆绳训练设备一侧的手抓住缆绳的把手，并放在另一侧手的手背上。

吸气，腹部收缩，让肚脐缓慢地贴向脊柱的方向。

站在缆绳训练设备旁，用脚踩住地面，身体向后倾斜，然后扭转躯干，像是在伐木一样向下拉缆绳（见图 5-3-8）。

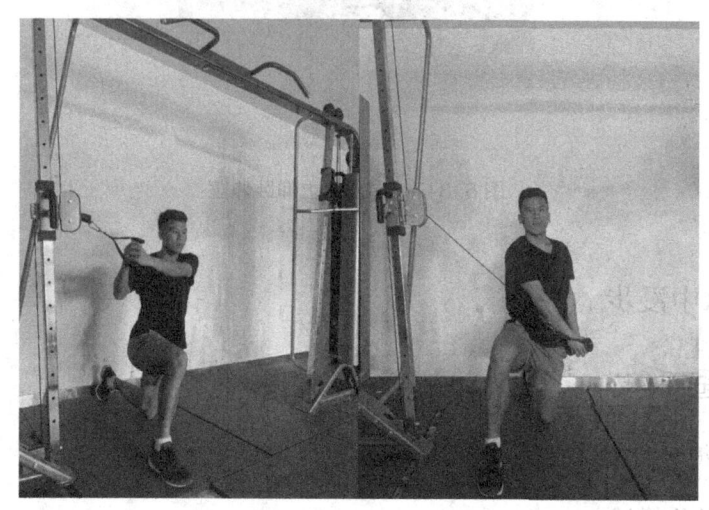

图 5-3-8　伐木动作

（二）动作要领

保持躯干挺直，双眼直视前方。

保持肘关节稍稍弯曲。

沿身体侧向转移身体重心，躯干旋转，以均匀的速度拉动缆绳。

（三）结束姿势

在扭转身体拉动缆绳的过程中，感觉最费力的时候，缩唇呼气。

在恢复起始姿势过程中，吸气，保持腹部收缩，让肚脐贴向脊柱的方向。

第六章 运动损伤治疗后的康复训练

第一节 运动损伤治疗后的康复训练概述

一、康复训练的概念

在治疗运动损伤过程中,始终坚持"动静结合"的理念是至关重要的。康复训练是运动损伤治疗的关键阶段,它通过有针对性、有效的训练活动,能够促进康复者肌肉、关节和韧带功能的恢复和增强,同时还能提升整体健康水平。

"由于运动损伤导致局部机体活动受阻,产生一定的功能障碍,影响活动、训练。一切治疗手段和方法的目的,均围绕消除这些障碍。'流水不腐',只有通过合理的、科学的活动才能'拨正'和消除功能障碍,光治不动或乱动,均不能有效地'排障'。这是积极的疗伤理念"。[1]

在康复治疗中,重点要放在身体整体的恢复训练上,而非只集中于局部的恢复。人们只有通过合理而有效的训练活动,才能获得事半功倍的效果。因此,在康复训练中需要严格地遵循并应用符合客观规律的基本原则和方法。

二、康复训练的目的

①使身体有一个良好的状态。康复训练能够使肌肉萎缩和挛缩延后发生,还能增强肢体的运动能力,保持良好的心肺功能,从而帮助患者尽快恢复并重新开始正常的体育锻炼。

②防止停训综合征。长时间参与体育运动会造成身体损伤,并形成多种条件

---

[1] 王晖. 体质改善策略与实践[M]. 上海: 华东理工大学出版社, 2011: 232.

反射联系，当突然停止运动时，可能破坏这些联系，导致身体失调，如神经衰弱、胃部问题和胃肠道功能紊乱等。

③当人体受到伤害后，进行适当的恢复性运动可以增强关节的稳定性，还可以促进受伤部位组织的新陈代谢和营养吸收，加快伤口的痊愈速度，有助于维持身体功能、外形和结构的协调一致。

④康复训练可以帮助机体维持能量平衡，预防体重增加，并缩短康复恢复期所需的时间。

平时要注意加强防伤观念的教育，无论是健身运动还是在体育教学、训练或比赛中都要认真贯彻以预防为主的方针。

三、康复训练的原则

①必须在正确的、全面的诊断基础上，制订科学合理的康复计划，因为错误或不完整的诊断将对康复进程产生不利影响，导致康复进展受阻。

②根据个体的年龄、健康状况和身体活动能力，选择合适的运动方式、准备动作和运动强度，以提高肌肉力量、速度、耐力和关节的灵活度。

③康复训练应在不增加损伤并不干扰愈合过程的情况下进行。应该尽量维持全身和局部的活动不中断。此外，最好尽早开始锻炼肩部肌肉。

④康复训练遵循全面训练、适当逐步增加运动量的原则。康复动作的幅度、频率、持续时间和负荷量等应该逐渐增加，以促进损伤愈合。反之，将会导致伤势恶化或干扰伤势的康复，甚至可能导致伤势迟迟无法痊愈，变得久治不愈并转化为陈旧性损伤。在康复训练中，需要将特定部位的专业训练和整体身体活动结合起来。在伤情初期，受损部位可能出现局部肿胀、充血、疼痛和功能受限等症状。在避免加重局部不适的情况下，可以通过进行适量的局部活动，并以全身活动为主来帮助康复。随着时间的流逝，损伤会逐渐恢复或向好的方向发展，患部的活动范围和时间也可以逐渐增加。

⑤在医护人员的指导下，功能锻炼应该逐步加大运动幅度、增加次数、延长时间、增加强度，直至感到疲劳，但不应过度疲劳。活动在不引起疼痛的情况下进行，以恢复肢体生理功能为主要目标。应当进行训练以恢复负重行走的能力。在进行功能锻炼时，应避免对骨折处的固定造成干扰，同时还应避免进行可能影

响骨折康复的活动。在康复阶段，需要精准进行受损关节的运动，不能让邻近的关节来替代。在确保关节活动无障碍的前提下，需要先恢复关节的灵活性、运动幅度和活动顺畅度。然后才能进行功能锻炼，理疗和功能锻炼可以结合进行。

四、康复训练的分期

（一）早期

早期即伤后1～2周，此时伤肢肿胀、疼痛、骨折断端不稳定，容易再移位。因此，此期功能锻炼的主要目的是促进患肢的血液循环，以利于消肿和稳定骨折。康复训练的主要形式是伤肢肌肉的等长收缩。等长收缩，即在关节不动的前提下，肌肉做有节奏的静力收缩和放松，也就是我们平时所说的绷劲和松劲，肌肉的等长收缩可以预防肌肉萎缩或粘连。这期间的康复训练原则上除骨折处上下关节不运动外，身体的其他部位均应进行正常的活动。

（二）中期

中期是伤后两周至骨折的临床愈合期。在此期间，患肢肿胀逐渐消退，疼痛减轻，骨折断端有纤维连接，并逐渐形成骨痂，骨折处日趋稳定。在此期间，患者除了继续做伤肢的肌肉收缩训练，还可以在康复治疗师的帮助下，逐渐恢复骨折端、远程未固定的关节的活动和骨折处上下关节的活动，并逐渐由被动活动转为主动活动，以防邻近关节的关节活动度下降；在病情允许的前提下，应尽早起床进行全身活动。此外，可配合理疗以达到消肿、化瘀、促进骨痂形成的目的。伤后5～6周，骨折处有足够的骨痂形成，可进一步扩大活动的范围，由一个关节到多个关节逐渐增加主动的关节屈伸活动，防止肌肉萎缩，避免关节僵硬。

（三）后期

骨骼有了一定的支撑力，但邻近关节的关节活动度下降，出现肌肉萎缩等功能障碍。在此期间的康复目的是恢复受累关节的关节活动度、增强肌肉的力量，使肢体功能恢复。康复训练的主要形式是伤肢关节的主动活动和负重练习，使各关节迅速恢复正常活动范围和肢体的正常力量。恢复期进行康复训练的同时可配合理疗及步态训练等。

五、康复训练的方法

康复训练需要在专业康复治疗师或医务人员的指导下科学化地实施。同时,康复训练也需要患者积极参与,主动投入并认真执行每项活动。在康复训练中,需要谨慎避免在早期阶段过快地增加负荷活动的强度。

(一)主动活动与被动活动

①主动活动:患者进行负重或非负重的功能活动,逐渐提高肌肉力量、运动速度,扩大关节活动范围。

②被动活动:患者通过外部援助来进行患处的功能活动,通过被动活动动作逐渐扩大受影响区域的功能范围,促使患处的瘀血和粘连进一步被吸收。

③主动活动与被动活动的练习次序:通常情况下,先进行被动活动,再进行主动活动。在完成主动动作之后,可以做被动动作。若在接受被动治疗后进行主动活动,应适当增加活动时的负荷量,但不得超出正常活动范围,否则可能导致患处再次受伤。

(二)动力练习与静力练习

①动力练习:患者利用自身肌肉力量进行肌肉、关节和韧带的负荷或无负荷训练,如进行关节旋转、屈伸、跑步、连续跳跃、投掷、拉力器训练及胸部扩展器练习等。

②静力练习:患者通过使用本身肌肉、关节和韧带的力量,保持患处在特定角度的功能性位置,并逐渐增加强度(角度和时间),以促进患处的新陈代谢和功能增强。在训练过程中,可以调整负荷的大小,但要确保不超过个人健康状况下的最大能力。静态练习在处理关节和韧带损伤时具有特别重要的作用。

③动力练习与静力练习的练习次序:先进行静力练习,再进行动力练习,并在动力练习之后再进行一次静力练习,但第二次静力练习的时间应比第一次减少一半。冬季进行静力练习时,应避免选择在通风处或极寒的环境中进行,以免引发其他健康问题。

(三)逆向练习

康复训练中的逆向练习,对大多数运动损伤的治疗有一定的好处,对消除机体损伤部位的"痕迹"更具独特功效。

什么是逆向练习？简单地讲，腹部损伤必做背部的康复练习、上肢部位的损伤必做下肢部位的康复练习、右侧损伤必做左侧的康复练习。此外，在练习时，应适当增加活动量，从而在一定程度上淡化、抑制患侧机体的兴奋灶，并使之进入良性状态，达到修复损伤痕迹的效果。同时，练习健侧的肌肉群也有利于降低患侧的肌肉、关节紧张度，促进患侧的血液循环，直接加快患处损伤组织的修复。如果使用对抗性的康复练习，在练习开始前，必须对患处做好保护工作，如贴好应力橡皮膏等，以免造成肌肉、关节的再次损伤。

六、康复训练的评定

康复训练的目的是使机体在最短的时间里通过有针对性的练习消除损伤造成的功能障碍。因此，评定康复训练效果的主要指标就是康复训练所花的时间和患处功能恢复的程度。所花时间最少，功能恢复最好，则是最佳的效果。必须明确，康复训练的效果一般不要求达到100%，经过康复训练达到A级评定，无特殊问题患者即可进行正常的体育运动，结束康复训练阶段。

第二节　腕关节损伤治疗后的康复训练

一、腕关节损伤的原因

腕关节是人体最灵活、使用频率最多的关节之一。因此，腕关节也是最容易受到损伤的，意外、间接暴力、过度牵拉都可能导致关节周围韧带、肌肉和关节囊等软组织受损，形成腕关节损伤。

二、腕关节的生理结构

由桡腕关节、腕骨间关节和腕掌关节、桡尺远侧关节等多个关节相互关联，共同组成的复杂关节就是腕关节。桡骨远端、尺骨远端的三角软骨盘和近排腕骨中的舟骨、月骨、三角骨共同构成桡腕关节。近排腕骨和远排腕骨组成腕骨间关节。

腕关节有如下韧带：

①腕掌侧韧带，最坚强的是桡腕掌侧韧带。

②腕背侧韧带，主要是桡腕背侧韧带，其韧性不如腕掌侧韧带。

③腕桡侧副韧带，由桡骨茎突至舟骨结节和大多角骨。

④腕尺侧副韧带，由尺骨茎突至三角骨和豆骨。

⑤腕横韧带，由舟骨结节和大多角骨至豆骨和钩骨钩。

⑥腕骨间韧带，有一系列韧带紧密连接各腕骨，其附着点有供血进入腕骨。

屈和伸是腕关节的主要功能，同时腕关节还具有桡偏和尺偏的功能。前臂的旋前和旋后功能是由远尺桡关节与近尺桡关节共同完成的。

三、腕关节损伤症状

①急性损伤：手腕感到疼痛，在运动时疼痛加剧，导致夜间难以入眠。肿胀明显，并出现皮下瘀斑。手腕活动受到限制。

②慢性劳损：腕关节疼痛轻微，在进行较大范围的活动时可能感到疼痛。没有明显的肿胀，但腕部经常感到乏力和缺乏灵活性。

③腕背侧韧带与伸指肌腱损伤：当用力把手腕向内倾时，会感到背侧有疼痛。

④腕掌侧韧带与屈指肌腱损伤：当向上弯曲手腕时，在手掌一侧会感到疼痛。

⑤腕桡侧副韧带损伤：当手腕往外倾斜时，桡骨茎突处会感到疼痛。

⑥腕尺侧副韧带损伤：当手腕朝外旋时，能够感到尺骨小头附近的疼痛。

⑦肌腱等的复合损伤：当疼痛发生时，无论朝哪个方向移动都会感到不适，且活动受到明显限制。

⑧腕部三角纤维软骨损伤：手腕尺侧疼痛（小手指侧），在手腕旋前或旋后时会有咔嗒声或劈裂声（弹响）。当握力下降时，手腕扭力也会变差（在拧毛巾、转动门把时，手使不上劲）。

四、腕关节康复训练

（一）腕关节活动度练习

动作示范如下。

①轻柔地向前弯曲腕关节（屈曲），在最屈曲的位置上坚持5秒。
②轻柔地向手背侧弯曲腕关节（背伸），在最背伸的位置上坚持5秒。
③轻柔地向手的拇指侧和小指侧活动腕关节（桡偏和尺偏），在最桡偏和最尺偏的位置上各坚持5秒。

练习要求：每天3组，每组10次。

（二）腕关节拉伸练习

动作示范如下。
①借助健侧手帮助患侧腕关节进行拉伸练习。
②压住患侧手背使腕关节尽量屈曲，维持姿势不动。
③扳住患侧手掌或手指使腕关节尽量背伸，维持姿势不动。
④注意保持患侧肘关节处在伸直位。

练习要求：每天3组，每组3次，每次每个位置坚持15～30秒。

（三）腕关节背伸拉伸与屈曲拉伸练习

动作示范如下。
①面向桌子或窗台站立，双手掌撑住桌面，指尖向前，并保持肘关节伸直。
②将身体前倾，感觉腕关节掌侧有牵拉感。

练习要求：每天3组，每组3次，每次坚持15～30秒。

（四）前臂旋前与旋后练习

动作示范如下。
①屈肘90°，前臂向前，五指并拢伸开。
②掌心向下维持5秒，然后缓慢向外旋转使掌心向上，维持5秒。
③在练习过程中，要注意肘关节始终紧贴身体。此外，也可以手握哑铃辅助练习。

练习要求：每天3组，每组10次。

（五）腕关节屈曲练习

动作示范如下。
①掌心向上，手握哑铃。
②匀速向上用力使腕关节屈曲，然后缓慢放松回到原位。

③根据自己练习的情况可以适当增加哑铃重量。

练习要求：每天3组，每组10次。

（六）腕关节背伸练习

动作示范如下。

①掌心向下，手握一罐饮料。

②匀速向上用力使腕关节背伸，然后缓慢放松回到原位。

③根据自己练习的情况可以适当增加练习的难度。

练习要求：每天3组，每组10次。

（七）握力练习

动作示范如下。

①手握住橡皮球、橡皮圈。

②用力抓紧，并维持姿势不动。

练习要求：每天3组，每组10次，每次坚持5秒。

第三节　肩关节损伤治疗后的康复训练

一、肩关节损伤机制

肩关节是全身最灵活的关节之一，它具有多个方向的运动自由度，如弯曲、伸展、内外旋转和周围运动。然而，它也是最容易受伤的关节之一。肩关节周围有许多肌肉与其相连，这些肌肉对于支撑肩关节的稳定性至关重要，然而，由于肩关节前下方肌肉较少且关节囊较为松弛，因此这个区域是关节稳定性最弱的部分，容易发生脱位等损伤。

二、肩关节损伤特征

（一）肩关节脱位

当手臂向外伸展、向外转并向后摔倒时，手掌或肘部着地可能导致肩关节前脱位。肩关节脱位的主要原因是创伤，大多时候是间接暴力和直接暴力造成的。在摔倒或遭受撞击时，手臂向外伸出并向外翻，导致肩关节承受了暴力，进而使肱骨头脱离关节囊而发生脱位。肩关节脱位在青壮年人群中更常见，主要是运动因素诱导发生的。

（二）肩峰撞击综合征

在肩部前弯或向外展时，肩峰下空间变小，压力增加，可能导致肱骨大结节和肩峰之间的摩擦，进而压迫冈上肌肌腱。这可能引起肩峰下滑囊的炎症、肩袖组织的损伤，甚至肩部疼痛和功能障碍。除了感到肩部疼痛和肩膀无力，一些患者还可能在将胳膊举起 60°～120° 时感到疼痛加重，即疼痛弧征。

（三）肩袖损伤

肩袖是由环绕肱骨头的四块肌肉和它们的肌腱组成的，这四块肌肉分别是冈上肌、冈下肌、小圆肌、肩胛下肌。肩袖位于肩峰和肱骨头之间，起到了保护肱骨头不受三角肌牵拉上移、避免与肩峰撞击的作用，同时帮助稳定和促进肩关节运动，是肩部不可或缺的重要结构。然而，肩袖也是一种容易受损和撕裂的组织。

肩关节最常见的一种软组织损伤就是肩袖损伤。一旦肩袖受损，就需要停止运动并且严禁锻炼。因为肩袖上的张力较大，所以即使有一个小裂口，也会因张力持续存在而难以自然愈合。在这种情况下，继续进行肩关节的拉伸锻炼将会导致裂口扩大，最终可能导致巨大或难以修复的肩袖撕裂。

三、肩关节损伤康复训练

轻微肩部损伤、肩周炎，以及损伤康复的后期可以依照下列训练方法进行康复锻炼，缓解症状，避免损伤加重，增加运动表现。

（一）徒手训练动作

1. 训练动作一：W 形伸展

动作要领：

①身体直立，双脚间距略比肩宽，腹部收紧，挺胸抬头，目视前方。双膝微屈，膝盖不超过脚尖。背部挺直，双臂置于身前，双手握拳，拳心相对，拇指伸直。

②双侧肩胛骨向前、向内收紧，双臂屈肘向侧上方抬起，直至肘部与躯干呈 W 字形。

练习频率：12 次为一组，每次做 2 组。

2. 训练动作二：T 形伸展

动作要领：

①身体直立，双脚间距略比肩宽，腹部收紧，挺胸抬头，目视前方。双膝微屈，膝盖不超过脚尖。背部挺直，双臂置于身前，双手握拳大拇指朝上，拳心相对，拇指伸直。

②双侧肩胛骨向左、向右收紧，双臂屈肘向侧上方抬起，直至肘部与躯干呈 T 字形。

练习频率：12 次为一组，每次做 2 组。

3. 训练动作三：Y 形伸展

动作要领：

身体直立，背部挺直，挺胸抬头，双手向前伸直，稍往外打开呈 Y 形。大拇指朝上，呼气时缓慢向左右两边外展，双侧肩胛骨向上、向中间靠拢，不可耸肩，不可仰头或低头，吸气时缓慢放下。

练习频率：10 次为一组，每次做 3 组。

4. 训练动作四：臂平侧向下摆肘

动作要领：

①大臂抬起与身体呈 90°，小臂与大臂呈 90°。

②肩向下旋转带动小臂向下摆动。

③肩向下旋转时不要耸肩不要内旋。

练习频率：8 次为一组，每次做 3 组。

5. 训练动作五：双臂平举环绕

动作要领：

①两臂展开至水平，两肩放松。

②两肩带动手臂做环绕运动，幅度尽量大。

③增强肩关节活动能力。

练习频率：30 秒为一组，每次做 3 组。

（二）弹力绳阻力训练动作

1. 训练动作一：立姿向后展臂

动作要领：

①起始动作为两臂抬至水平后肩胛骨向后收缩合并。

②肩关节水平外展成 W 形，再做外旋动作。

③阻力带不宜强度过大。

练习频率：10 次为一组，每次做 3 组。

2. 训练动作二：肩后侧平伸

动作要领：

①弹力带置于脑后与肩关节上方，两手抓住弹力带两端。

②两臂向上伸展至水平，向后进行平行伸展动作，阻力适中。

③活动上、中斜方肌，增强肩关节稳定性。

练习频率：10 次为一组，每次做 3 组。

3. 训练动作三：弯姿提肩

动作要领：

①上身前倾，起始动作下沉肩部。

②向上、向后提肩时收紧斜方肌。

练习频率：12 次为一组，每次做 3 组。

4. 训练动作四：立姿平侧推举

动作要领：

①起始动作为两臂抬至水平，肩胛骨向后缩合并。

②向前推弹力带时上身稳定，动作缓慢，双手微屈，拳心向下。

③抵抗弹性阻力肩胛前突。

练习频率：12 次为一组，每次做 3 组。

5. 训练动作五：肩胛上举

动作要领：

①起始动作为手臂在体前呈斜下 45°。

②抵抗弹性阻力向斜上展肩。

③增加肩关节周围肌肉强度，增强肩关节稳定性。

练习频率：12 次为一组，每次做 3 组。

6. 训练动作六：肩胛外旋

动作要领：

①起始动作为大臂贴紧身体肩内旋。

②保持大臂贴紧抵抗阻力做肩外旋。

③增强肩关节活动能力及稳定性。

练习频率：12 次为一组，每次做 3 组。

7. 训练动作七：小臂向上摆肘

动作要领：

①大臂抬起与身体呈 90°，小臂与大臂呈 90°。

②抵抗弹性阻力，肩向上旋转带动小臂向上摆动。

③肩向上旋转时，不要耸肩不要内旋。

练习频率：10 次为一组，每次做 3 组。

第四节 膝关节损伤康复训练与膝关节 ACL 损伤术后康复训练

一、膝关节损伤康复训练（力量训练）

膝关节由股骨内外侧髁、胫骨内外侧髁、髌骨组成，是人体最大的关节之一。膝关节承担着人体的重量，是最容易受伤的关节之一。逐渐恢复膝关节的正常稳定性和基本功能是膝关节损伤康复的目的。

（一）靠墙静蹲

膝关节上方的肌肉叫作股四头肌，主要作用是实现膝关节伸展、辅助髋关节活动等。进行靠墙静蹲可提高大腿肌肉力量，增强膝关节稳定性，还可以减少负重和应力，有助于缓解关节炎。

1. 动作要领

站姿，挺胸抬头，双脚与肩同宽，脚尖向前，避免向内、向外摆动，做下蹲动作，不仅能够增强肌肉力量，还可以缓解髌骨关节的压力，逐渐蹲到30°～45°的位置，双膝感到酸胀、明显颤抖时，起身慢慢行走以放松身体。为增加难度，可以在背上放置一个瑜伽球。

2. 练习要求

早、中、晚各1组，每组3次，每次间隔1分钟，练习时精力集中，自然放松。

3. 注意事项

大小腿之间角度不要低于90°，膝盖不要超过脚尖，否则会给膝盖带来不必要的压力，不利于关节的恢复。

4. 错误动作

膝盖内扣、膝关节打得过开、背部不贴紧、蹲得过低。

（二）神经肌肉练习

1. 动作要领

单腿站立在海绵垫等不稳定面上，微屈膝15°，每组保持身体稳定30秒，坚持3～4组。

2. 练习要求

一周3次，每次3组，每组30秒。

3. 注意事项

尽量避免身体晃动，用膝关节力量维持平衡，可以采用闭眼或增加辅助动作来增加练习难度。

（三）抗阻屈膝

1. 动作要领

俯卧于瑜伽垫上或床上，患者脚踝处负重或用皮筋束于其上，在最大范围内进行抗阻屈曲。

2. 练习要求

一周3次，每次3组，每组15次。

3. 注意事项

膝关节后交叉韧带断裂重建的患者在术后3个月内不做此项练习。其他患者基本适用，且此动作不引起髌骨关节面压力增加，即使是比较严重的退行性骨关节病的患者也依然适用。

二、膝关节 ACL 损伤术后康复训练

膝关节前交叉韧带损伤是常见且严重的运动损伤之一，损伤后会使膝关节变得不稳定，可能导致一系列后遗病变。因此，手术是必要的，目的是重建韧带并恢复其功能。在尽可能恢复关节运动功能的同时，预防因持续制动而引发的膝关节功能障碍，也是非常重要的。所以，针对前交叉韧带术后的康复治疗和训练，应尽早启动。

（一）第一阶段：术后 0~4 周

1. 踝泵运动

①动作要领：坐立位，双手向后支撑，缓慢、用力、全范围屈伸踝关节。

②注意事项：避免踝关节频繁屈伸。

③练习要求：每日 2 小时 1 次，每次 1~2 组，每组 20 个，每个坚持 10 秒。

2. 直腿抬高

①动作要领：仰卧位，伤患腿伸膝后保持膝关节伸直，抬高至足跟离开瑜伽垫 10~15 厘米处。

②注意事项：向内勾脚尖，膝关节不能弯曲。

③练习要求：每日 3 组，每组 20~30 次，每次坚持 10 秒，组间休息 15 秒。

3. 活动髌骨

①动作要领：坐立位，用手推住髌骨边缘，向上、下、左、右方向缓慢用力推动髌骨至极限位置。

②注意事项：推髌骨时保证是髌骨在发生运动而不是髌骨周围的皮肉发生运动。

③练习要求：每日 1~2 组，每组每个方向 15~20 次。

4. 关节活动度锻炼

①动作要领：仰卧位，患者膝关节能够被动伸直到 0°，屈膝关节到达 60°。

②注意事项：足部不离开瑜伽垫面，足跟紧贴瑜伽垫缓慢向后滑动。

③练习要求：每日 4 次，每次约 1 小时。

5. 大腿前侧及后侧肌群的绷紧及放松练习

①动作要领：第一，大腿前侧肌群绷紧，髌骨向上提；第二，大腿后侧肌群

绷紧；第三，足尖下压，足跟向下蹬，大腿稍稍抬起绷紧；第四，患腿膝关节下垫一枕头，往下压枕头。

②注意事项：抬腿时要缓慢，膝关节尽量伸直。

③练习要求：每日4组，每组10～20次，每次坚持5秒。

（二）第二阶段：术后4～12周

1. 上下台阶练习

①动作要领：上台阶，健康腿先上，膝关节绷直后伤患腿迈上，下台阶，伤患腿先下，膝关节绷直后健康腿迈下，台阶高度逐步由10厘米增加到15厘米，然后加到20厘米。

②注意事项：动作缓慢轻盈。

③练习要求：每日3次，每次做10组，每组做5—10次。

2. 主动伸屈膝练习

①动作要领：第一，坐姿，膝关节下方垫一块毛巾卷或枕头；第二，伸直膝关节，然后慢慢回到起始位置；第三，视情况在踝关节上绑缚沙袋等重物。

②注意事项：动作缓慢轻盈。

③练习要求：每日4组，每组10～20次，每次坚持5秒。

（三）第三阶段：术后4～6个月

1. 前向踏步及侧向踏步练习

①动作要领：第一，站立位，前方（侧方）放一高15厘米的板凳；第二，伤患腿迈步踏上板凳，健康腿跟上，再以相反顺序回到起始位置；第三，随着锻炼强度的增加提升板凳的高度。

②注意事项：当一只脚踏上板凳时，另外一只脚一定要悬空。

③练习要求：每日3次，每次1～2组，每组10个。

2. 蹬车练习

①动作要领：第一，在固定单车上进行，将座椅调高至足部刚刚能踩到踏板并能完成一次蹬车循环；第二，将阻力定为"轻"并逐渐增加到"重"。

②注意事项：速度保持均衡。

③练习要求：每日10分钟，也可逐渐增加练习时间，从每天蹬1分钟到每天蹬20分钟。

（四）第四阶段：术后 7~12 个月

1. 单腿跳

①动作要领：第一，单腿站立，另一条腿屈膝抬起，双手自然摆动；第二，站立腿半蹲，前脚掌蹬地，然后身体起跳，屈膝落地缓冲；第三，上下肢协调配合，保持身体平衡。

②注意事项：跳起时足跟离地面 20 厘米即可。

③练习要求：每日 5 次，每次 1~2 组，每组 20 个。

2. 折返跑

①动作要领：第一，起跑时屈身，两腿前后分开；第二，跑成直线，身体要平稳，后蹬速度要快；第三，近底线 3~5 米时，身体要快速下蹲降低重心，脚尖内扣减速急停，上体开始转向。

②注意事项：要灵活，重心要稳，转身回头后用前脚掌着地马上加速。

③练习要求：每日 2 次，每次 3~5 组，每组 30 米折返。

（五）膝关节 ACL 损伤术后康复训练注意事项

①进行训练时需要考虑自身条件及术后情况，练习次数、时间、负荷视自身情况而定，在医生指导下完成康复训练。

②早期关节活动度（屈、伸）练习，角度有所改善即可，避免反复屈伸，多次练习。

③关节肿胀会伴随整个练习过程，肿胀不随角度练习及活动量增加而加剧属正常现象。若肿胀突然加剧应减少活动量，严重时应及时复诊。

第五节 踝关节扭伤的康复训练

一、踝关节扭伤的原因

踝关节扭伤属于运动损伤的常见类型之一，占所有运动创伤的 16% 以上。[1]

---

[1] 郑果，杨钱冬，王霞宇，等. 距腓前韧带损伤临床流行病学分析 [J]. 实用骨科杂志，2022，28（8）：696-701.

踝关节扭伤后可能引起多种损伤，如韧带受损或断裂、骨折脱位、关节软骨损伤、肌腱受损或断裂等。一般而言，扭伤指的是韧带受损或断裂，其中以踝关节外侧韧带的损伤为主，而内侧韧带损伤较为罕见。

准备活动不充分、运动时动作不规范、运动疲劳，以及进行一些需要频繁跳跃、急停急转，对踝关节稳定性要求高的运动，如篮球、足球、网球等运动，都可能导致踝关节扭伤。

二、踝关节扭伤自我康复训练

脚踝康复训练的原则：长期性、难度递增性。

练习的难度逐渐增加，大致分为：小范围运动—灵活性练习、加强平衡—感知练习、加强力量练习、加强持久练习、加强灵活性—增强练习。

具体训练方法如下所示。

（一）关节灵活性练习（初期）

1. 温馨提示

在排除了骨折等严重情况后，受伤后的48~72小时内应开始进行轻度的恢复性训练。连续静止不动可能导致脚踝关节变得僵硬、肌肉萎缩及力量下降等一系列问题。患者需要先放松小腿和踝关节周围紧绷的肌肉，帮助恢复关节的灵活性。

2. 练习方法

踝关节环绕练习。只通过移动脚踝，实现脚踝在全方位内（上下、前后、左右）的活动，同时保持大腿的固定。

（二）辅助力量训练（半个月后）

半个月之后，利用脚踝弹力带进行力量增强训练。

1. 抗阻足内外翻

练习方法：坐在床上或瑜伽垫上，用脚踝弹力带套住患脚，脚踝弹力带在远端固定（器械或者其他固定物体），患脚用力外翻或内翻，反复做15次后休息30秒，此为一组，每天1~2次，每次4~6组。

2. 抗阻勾脚

以脚踝弹力带为阻力，远端固定（器械或者利用床脚），将脚踝弹力带套在脚上，从伸直位尽量用力勾到屈曲位，稍做停顿（停顿1秒左右），慢慢放开，反复做20次后休息30秒，此为一组，每天1~2次，每次4~6组。

3. 抗阻绷脚

以脚踝弹力带为阻力，近端固定（手握），将脚踝弹力带套在脚上，从屈曲位尽量用力绷到伸直位，稍作停顿后慢慢放开，反复做20次后休息30秒，此为一组，每天1~2次，每次4~6组。

4. 台阶提踵训练

脚前掌踩在台阶或者凳子上，做快起慢落的练习，要求快起1~2秒，而还原落下6~8秒。利用台阶或凳子的目的是让足跟悬空，下落时可以让足跟落至低于脚前掌的位置。

5. 平衡练习

站在海绵垫上，把腿伸直，挺胸抬头，重心尽量往上提，用一条腿的力量控制身体平衡，每次3~5分钟，休息30秒，每天1~2组，每组做2~3次。如果自身力量尚不能保证安全，可以寻求他人帮助或把紧扶手。如果力量足够完成练习无困难，可以手持重物完成动作或做0°~45°半蹲起来增加练习的难度。

（三）其他辅助恢复方法

①泡脚：活血化瘀，促进血液循环，有利于脚踝的恢复，并且对体质增强也有帮助，强烈推荐。

②饮食：多食用一些蛋白质类的食物，如豆类、牛奶、牛肉等。

第六节 腰椎间盘突出症的康复训练

一、腰椎间盘突出症的初期治疗

在出现突然的腰椎间盘突出症状，尤其是尿便失禁或下肢感觉异常时，患者应尽快就医。在急性阶段应以静卧为主，床铺宜选择硬床。穿戴有腰部支撑功能的保护装备，避免做会导致疼痛恶化的活动，如俯身向前弯腰。一旦进入慢性期，就可以开始使用热敷、按摩等方法进行治疗，长时间卧床休息并非最佳选择。适当进行躯干伸展运动和自我康复活动可以加快康复进程，但需要有针对性。

二、康复评定

（一）腰椎活动度评定

腰椎可以做很多不同方式的运动，包括弯曲、伸展、侧向弯曲和旋转等。L4～L5 和 L5～S1 节段是腰椎最灵活的区域。当评估患者主动运动时，评估者需要让患者站起来，检查其腰椎的灵活性，观察其动作是否顺畅，有无不适感、抽搐或僵硬现象。如果患者能够自行移动，可以在其主动运动时提供额外的支持。患者在做某个动作时出现了症状，评估者应该建议患者在产生症状的体位保持10～20秒，以观察是否会加重症状。

1. 前屈

腰椎的前屈与人们常说的弯腰动作是不同的。通常来说，人们认为弯腰可以进行较大范围的活动，但实际上弯腰不仅限于腰椎向前弯曲，还涉及腰椎和髋关节的协同运动。

2. 后伸

在执行后伸动作时，患者需要用双手扶住腰部以确保腰背稳定。

3. 侧屈

患者将一只手臂放在下肢的侧面，然后尽力向下伸展，测量双侧手指尖与地面的距离。脊柱侧弯通常伴随着扭转的综合运动。

4. 旋转

在进行检查时，患者需要坐下以消除髋关节和骨盆运动的干扰。在站立姿态下测量时需要保持骨盆稳定。

5. 复合动作检查

腰背部损伤通常是由多个部位的损伤组合而成的，因此，在进行检查时需要让患者做一系列不同的动作，如前屈时带上侧屈、后伸时结合侧屈、前屈时搭配扭转、后伸时结合扭转等。

（二）腰椎肌力和耐力评定

1. 躯干屈肌肌力评定

患者仰卧，双膝弯曲，双手抱头，能够自主起坐，肌力评分为 5 级；伸直双臂并伸向身体两侧，能够坐起，肌力评分为 4 级；只能抬起头部和肩胛，肌力评分为 3 级；只能抬起头部，肌力评分为 2 级；只能感觉到腹部肌肉收缩的程度为 1 级肌力。

2. 躯干伸肌肌力评定

患者仰卧，胸部以上悬垂在床的外侧，下肢被固定，可以抵抗较大的阻力来提升上半身，力量水平是 5 级肌肉力量；以中等强度抵抗阻力抬高身体，力量水平是 4 级强度肌肉力量；只能做到上半身直立，力量水平是 3 级肌肉力量；只能抬起头部，力量水平是 2 级肌肉力量；只能感觉到腰背部肌肉的收缩力，力量水平是 1 级肌肉力量。

3. 腹内和腹外斜肌肌力评定

腹内和腹外斜肌肌力评定用来评估一侧腹肌和另一侧腹部肌肉之间的协同力量。医生要求患者在仰卧姿势下，努力抬起头和肩膀。在做这个动作时，双手抱头并屈曲旋转腰椎的程度被评为 5 级；双臂交叉于胸前时屈曲旋转腰椎的程度评为 4 级；双臂向前伸展时屈曲旋转腰椎的程度为 3 级；仅能抬起头部为 2 级；只能触及肌肉收缩为 1 级。

4. 躯干屈肌耐力评定

患者以仰卧位姿势，将双腿伸直并拢抬高 45°，测试其能够保持该体位的时间，正常值为 60 秒。

5. 躯干伸肌耐力评定

患者取俯卧位，双手抱头，脐以上在床沿以外，固定下肢，测量其能保持躯干水平位的时间，正常值为 60 秒。

（三）腰椎特殊检查

1. 直腿抬高试验

在进行直腿抬高试验时，让患者双下肢伸直仰卧，检查者一手扶住患者膝部使其膝关节伸直，另一手握住踝部并慢慢将之抬高，直至患者产生下肢放射痛为止,记录此时下肢与床面的角度,即为直腿抬高角度。正常人一般可达80°左右,且无放射痛。在此基础上可以进行直腿抬高加强试验,即检查者将患者下肢抬高到引起放射痛的高度后,慢慢放下腿至患者主诉症状消失,然后让患者尽量屈曲颈部或将足背屈曲,或两者同时进行,如能引起下肢放射痛即为直腿抬高加强试验阳性。

较为严重的患者不仅患侧的直腿抬高试验呈阳性,连健侧的直腿抬高试验也可以为阳性。这是由于健侧腿或患侧腿抬高时可使神经根牵动硬膜囊,从而相应改变了对侧神经根与突出物的相对位置,而诱发了疼痛。

2. 股神经牵拉试验

股神经牵拉试验是腰腿痛检查中常用的方法之一,可在俯位、仰卧位进行。在保持髋关节适度的过伸时,将患侧膝关节最大限度地屈曲,腹股沟或大腿前侧疼痛视为阳性。股神经牵拉试验有两种做法:一是患者取俯卧位,患侧膝关节伸直,检查者将患侧的小腿上提,使髋关节处于过伸位,出现大腿前方疼痛者为阳性;二是患者取仰卧位,两下肢伸直,检查者站于患者侧旁,以手握住患者的脚检查侧踝部,屈曲膝关节,使足跟尽量贴近臀部,出现被检测大腿前方牵拉痛,大腿前方或后方放射痛,骨盆抬离床面者为阳性。此试验原理是牵拉了腰大肌及股四头肌中的股神经而使上位腰神经根紧张,产生疼痛。

3. "弓弦"试验

患者进行直腿抬高试验时产生疼痛,此时保持大腿位置不变,检查者轻度屈曲患者膝关节,症状缓解。然后用拇指在患者腘部加压,如再次出现放射性疼痛,则"弓弦"试验阳性,说明坐骨神经在其走行区受到压迫。

4. 屈颈试验

患者取仰卧位,四肢平放,检查者一手按其胸前,一手置其枕后,缓慢屈其颈部,若出现腰部及患肢后侧放射性疼痛则为阳性,提示坐骨神经受压。此试验原理:患者屈颈时,可使脊髓上升1~2厘米,同时向上牵拉神经根及硬膜,在腰骶神经有病变时,可因牵拉神经根而产生大腿后放射痛,严重者可引起患侧下肢屈起。

5. 屈膝试验

如果患者主诉站立时有坐骨神经痛,可以让患者向前弯腰伸手去触摸自己的脚尖。如果患者弯腰时受影响，患侧的膝关节屈曲，则认为屈膝试验阳性，坐骨神经根受到压迫。

6. 腰部过伸试验

患者取俯卧位，双下肢伸直。检查者一只手将患者双下肢向后上方抬高，离开床面，另一只手用力向下按压患者腰部，出现疼痛者为阳性，多见于腰椎峡部裂。

7. 拾物试验

将一物品放在地上，令患者拾起。脊椎正常者可两膝伸直，腰部自然弯曲，俯身将物品拾起；如患者先用一手扶膝、蹲下、腰部挺直地用手接近物品，即屈膝屈髋而不弯腰地将物拾起，即为拾物试验阳性，表示患者脊柱有功能障碍，多见于脊椎病变，如脊椎结核、强直性脊柱炎、腰椎间盘突出症、腰肌损伤及炎症等。

8. 背伸试验

患者取站立位，腰部尽量背伸，如有后背疼痛为阳性，表明患者腰肌、关节突或关节棘上、棘间韧带等有病变，或有腰椎管狭窄症。

三、腰椎间盘突出症康复训练

为了提高腰背肌肉的张力，增强韧带弹性，活动椎间关节，腰椎间盘突出症患者必须积极配合运动治疗。

（一）早期练习方法

1. 五点支撑法

患者取仰卧位，用头、双肘及双足着地，使臀部离地，腹部前凸如拱桥，少顷放下，重复进行。

2. 四点支撑法

患者取仰卧位，用双手和双足支撑身体抬起臀部、背部、肩部。

3. 三点支撑法

患者取仰卧位，双手抱胸，用头和双足支撑身体抬起臀部，一般要待腰背稍有力量后采用三点支撑法。

4. 飞燕式

患者取俯卧位，双手后伸置臀部，以腹部为支撑点，胸部和双下肢同时抬起离地，如飞燕，然后放松。

(二) 麦肯基疗法

1. 练习一：俯卧

动作要领：

①身体俯卧，双臂放在身体两侧，保持伸直和放松，头转向一侧。

②保持上述姿势，做几次深呼吸，然后完全放松全身肌肉2～3分钟。

练习频率：每天6～8组，中间间隔时间要均匀，也就是约2小时做一组。

2. 练习二：俯卧支撑

注意：只有做过练习一之后才能做练习二，练习二同时作为练习三的预备动作。

动作要领：

①保持练习一的姿势。

②将手肘放在垂直于肩膀之下的地方，使上半身支撑在前臂之上。

③深呼吸几次，然后尽量完全放松腰部的肌肉，保持2～3分钟。

练习频率：每2小时做一次。

3. 练习三：卧式伸展练习

注意：在第一次进行练习三前，应该先做一次练习一和练习二。

动作要领：

①保持俯卧的姿势，面向前方。

②将双手放在肩膀之下，摆出准备做俯卧撑的姿势。

③伸直手臂，在身体可以承受的前提下尽量撑起上半身。

④练习到最后，背部要最大限度伸展，手臂也要尽量伸直。

练习频率：每组练习应做10次，每天应该练习6～8组。

4. 练习四：站立伸展运动

注意：当发生急性腰痛时，如果条件不允许躺下来，可以用练习四代替练习三。在完全康复后，也可以进行此项运动以达到预防的目的。

动作要领：

①两脚分开站直，双手放在后腰部，四指靠在脊椎两侧。

②躯干尽量向后弯曲，使用双手作为支点。

练习频率：随时都可以做。

5. 练习五：平躺弯曲运动

注意：这项练习可以用来缓解下背部受伤所引发的僵硬。

动作要领：

①平躺在地上或海绵垫上，双腿弯曲，两脚平放。

②使双腿靠近胸部。

③双手抱住双腿，在疼痛可以忍受的前提下轻柔而缓慢地将两膝尽量靠近胸部。

练习频率：每组5～6次，每天3～4组。

麦肯基疗法虽然只有几个简单的动作，却符合腰椎的解剖结构，是有科学根据。这套动作的原理是符合腰椎生物力学的，当脊柱后伸时椎间盘向前运动（与脊柱前屈时相反），应用此原理可以将腰椎间盘突出的髓核向前松动，从而缓解压迫神经的症状。

麦肯基疗法主要是强调反向伸展腰椎，是为了恢复正常的生理曲线。对于那些单纯的膨出和轻微突出的腰突患者，麦肯基疗法也许是最好的选择。

第七节　腘绳肌损伤的康复训练

一、腘绳肌损伤康复训练的目的

康复训练的目的是减轻疼痛，减少肿胀，提升关节灵活度和改善肌肉状态，恢复肌肉力量，提高身体功能。腘绳肌损伤可以根据其损伤程度分为三个不同的级别。根据受损程度的不同，制订相应的康复计划。

二、康复训练方案

（一）Ⅰ度损伤的康复训练方案

1. 第一阶段：损伤早期1～2天

坐位膝关节伸展训练：保持坐位时尽量伸直膝关节，然后可以躺下放松返回休息位。重复3～5分钟。不要长时间保持该姿势。

2. 第二阶段：损伤后 2~4 天

静态腘绳肌伸展训练：该训练可以缓解疼痛。每次进行 30 秒，每日 4~5 次。

站立位屈膝训练：该训练可以适当增强腘绳肌力量，缓解疲劳。隔天训练，每次 3 组，每组 20 次，轻负荷，然后逐渐增加负荷，减少训练时间，每周 3 次，每次 4 组，每组 10 次。

抗阻屈膝训练：使用训练器械或者抗阻弹力带进行训练。每周安排 3 次训练，每次训练分 3 组进行，每组做 10 次抗阻屈膝动作，每组动作完成后稍作停顿，进入下一组训练。

运动按摩：隔天进行 1 次肌肉按摩。在疼痛可以忍受的情况下可以增加按摩深度。

当感觉到恢复性训练没有引起疼痛，或者明显感觉到身体状况开始好转时，可以开始进行轻微的慢跑。通常会逐渐增加训练量来提高耐力和跑步速度，这个过程会在 2 周内完成。如果可以连续跑步大约 40 分钟而没有任何困难的话，那么就可以开始进行速度训练。标准的训练安排是先进行 10 组 60 米的大迈步跑，强度为 50%。在接下来的 2~3 天内，可以做 10 组 60 米的跨步跑，达到 70% 的体能水平。

进行固定自行车锻炼，攀爬楼梯训练时，尽量提高步幅。训练后应该进行冷敷和按摩。必须记住逐渐增加训练强度，并在恢复期间持续进行肌肉拉伸锻炼和深度运动按摩。

（二）Ⅱ度损伤的康复训练方案

1. 第一阶段：损伤早期 1~3 天

尽可能多休息，尽可能地多坐、多躺，并抬高患肢。每 2~4 小时冰敷 15 分钟。不要直接把冰袋放在皮肤上，以免冻伤。要加压固定，可以使用弹力绷带或者冷疗带固定。在医生指导下，可适当使用消炎止痛药及肌松药物。

2. 第二阶段：损伤后 4~7 天

每隔 20~30 分钟交替使用热敷和冷敷各 5 分钟（使用冰敷可以降低局部血流），每天进行 3 次静态腘绳肌伸展训练，持续牵拉 30 秒左右。

坐位膝关节伸展训练：保持坐位时尽量伸直膝关节，然后可以躺下放松返回休息位。重复 3~5 分钟。如果感到疼痛就不要进行，不要长时间保持该姿势。

从第 4 天起，可以开始无痛训练：站立位屈膝训练（每次 3 组，每组 20 次）、俯卧位直腿抬高训练（每次 3 组，每组 10 次）。

腹股沟及髋部肌力训练：用于增强髋部和腹股沟肌肉力量，使用抗阻弹力带进行练习（隔天训练，每次 3 组，每组 20 次）。

急性损伤出血缓解后，可以进行轻度的运动按摩。康复理疗，如经皮电神经刺激疗法等，能够在一定程度上减轻疼痛和缓解肿胀，请在医生指导下进行。训练后要进行冰敷、按摩。

3. 第三阶段：损伤后 7～14 天

在康复训练开始前热敷（热敷袋或热水浴）10 分钟，帮助放松腘绳肌。

抗阻屈膝训练：在负重训练机上进行轻度抗阻屈膝训练，或者使用抗阻弹力带（每周 3 次轻度抗阻训练，每次 3 组，每组 20 次，每组动作结束后，短暂休息片刻）。训练过程中保证无痛。

桥抬训练或椅上抬高训练：身体平躺，双膝弯曲置于地面或者伸直放在椅子上。向上抬起双髋及臀部，尽可能高地抬离地面，维持 3～5 秒（隔天 1 次，每次 3 组，每组 20 次）。当练习能够很顺利完成时，可以患腿单独训练。

隔天进行运动按摩，隔天进行游泳或固定自行车练习。如果这些训练能够无痛地进行，可以开始适当的慢跑。训练后进行冰敷、按摩。

4. 第四阶段：损伤 14 天以后

康复训练前热敷（热敷袋或热水浴）10 分钟，帮助放松腘绳肌。每周进行腘绳肌运动按摩，直到按摩师感到腘绳肌损伤处瘢痕结节感消失。

动态伸展训练：每日进行 1～2 次。

抗阻屈膝训练：患者可以通过逐渐增加负荷（可以增加弹力带张力），减少频率来提高训练难度（每次 4 组，每组 10 次，每周 3 次）。

离心性腘绳肌肌力训练：双膝跪地，治疗师帮助固定双小腿，患者向前倾俯，尽量往下接近地面。练习关键是保持这个姿势，避免下腰和双髋关节活动（起初每周 1 次，每次进行多组，每组 10 下，然后可以逐渐增加训练量至每周 2 次训练）。

当可以连续跑步 40 分钟后没有问题时，可以开始速度练习。以 50% 体能进行 10×60 米的大跨步跑。2～3 天后，可以进行 70% 体能的 10×60 米跑。进行游泳或固定自行车练习。训练后进行冰敷、按摩。

（三）Ⅲ度损伤的康复训练方案

1. 第一阶段：损伤早期 1~7 天

立刻寻求医疗救助。采用 RICE 运动伤害处理法进行治疗。同时，合理地使用拐杖，并在医生的专业指导下进行康复训练。训练目标为尽早恢复到全负重状态下活动。

2. 第二阶段：损伤后 7~14 天

进行热敷，可以使用热敷袋、热水浴或超声。

当急性损伤出血控制后，可以进行运动按摩。起初为轻度按摩，如果疼痛可以忍受，逐渐过渡为深度按摩。

无痛下进行静态肌肉收缩练习，非负重进行（每天 4 组，每组 10 次）。

静态腘绳肌伸展训练：保证训练无痛进行（每次持续 30 秒，每天 5 次）。

俯卧位屈膝训练：保证训练无痛进行。身体俯卧，膝关节屈向臀部。（持续 5 秒，每次 3 组，每组 10 次）。

腹股沟及髋部肌力训练：使用抗阻弹力带和踝关节负重带（隔天 1 次，每次 3 组，每组 20 次）。

康复理疗，如经皮电神经刺激疗法等，在医生的指导下进行。训练后进行冰敷、按摩。

3. 第三阶段：损伤后 2~4 周

除以上这些训练外，另外增加抗阻屈膝训练。使用抗阻弹力带或训练器械进行（每周 3 次，每次 3 组，每组 20 次）。

桥抬训练或椅上抬高训练：每次维持动作 3~5 秒（隔天 1 次，每次 3 组，每组 20 次）。当练习能够很顺利完成时，可以患腿单独训练。

进行浅蹲训练（保持腘绳肌不受力），两脚分开与肩同宽（每周 3 次，每次 3 组，每组 15~20 个）。

隔天进行运动按摩，并进行游泳练习。疼痛可以忍受的情况下进行固定自行车练习。训练后进行冰敷、按摩。

第七章 运动康复技术及科学保障体系的构建

第一节 运动康复技术

一、运动康复技术的执行目标

康复医学是一个关注功能的医学领域，而运动疗法则是康复医学中一种至关重要的治疗技术。这种治疗技术是通过运动锻炼来帮助患者增强活动能力，提高融入社会的能力，从而帮助患者提高生活质量，这也是运动疗法的终极目标。根据以上所述内容，可以总结出运动康复技术的主要执行目标。

①使关节的活动度有所提升。
②使肌肉的肌力和耐力都得到有效增强。
③抑制肌肉异常的紧张状态，以有效缓解其张力，帮助肌肉松弛。
④预防或治疗各种临床并发症。
⑤使异常运动模式得到改善。
⑥改善患者身体运动和站立行走的功能条件，以减轻身体运动障碍。
⑦在增强平衡功能的同时，还需要提高那些存在运动协调问题的患者的平衡和协调能力。
⑧根据患者已经存在的功能障碍，进行对应的运动功能学习训练，以达到改善神经肌肉功能的目的。
⑨使患者的心脏、肺脏等内脏器官的功能得到改善。
⑩增强患者体力，使其全身功能状态都有所改善。
⑪提高患者日常生活活动能力。

二、运动康复技术实施的禁忌证

虽然运动康复是一种自然疗法，但也并不是每个人都适合使用。因此，患者必须进行相应的身体检查，以此判断能否进行运动康复治疗，如果出现以下情况，那就不能使用这一治疗方法。

①危重病需要绝对休息者。

②处于疾病的急性期，病情不稳定者。

③休克、神志不清或有明显精神症状、不合作者。

④运动器官损伤未作妥善处理者。

⑤有大出血倾向者。

⑥在运动治疗过程中，可能出现严重的并发症，如动脉瘤破裂。

⑦运动时血压急剧升高超过标准者。

⑧剧烈疼痛，运动会加重疼痛者。

⑨具有明显的急性炎症症状，如体温超过 38℃，白细胞计数显著升高等。

⑩患严重的心血管疾病者：持续发作的冠心病；在安静状态下，舒张压超过 120 毫米汞柱或收缩压超过 180 毫米汞柱；严重的不规律心跳；心室区域的瘤变；心脏传导系统异常；患有静脉血栓的话，可能发生运动脱落。出现明显的心脏功能衰竭症状，如呼吸困难、全身水肿、胸腔积液和腹水等。

⑪ 高热剧痛者。

⑫ 骨质疏松患者应选择安全、温和的运动方式，以避免运动时的安全风险。

⑬ 癌症有明显转移倾向者。

第二节　运动康复之营养保障

一、人体所需的营养素

（一）糖类

糖类在维持人体能量供应和体温平衡方面发挥着关键作用，是确保人体正常运转所必需的养分之一，因此，人们在日常生活中应注意保证其摄入量。人们主要是通过主食的摄入来补充糖类营养素。糖类可以为人体提供所需的能量，因此摄入足够的糖类至关重要，糖类摄入量不够可能导致身体脱水，减缓新陈代谢，在一定程度上影响正常生活。糖类营养素可以有效减少人体对蛋白质的需求，有助于保护肝脏，在一定程度上能够促进人体的消化和吸收。

在进行运动锻炼时，人体会消耗大量的糖分。这是因为在进行高强度短时运动时，糖是主要能源，而在长时间低强度运动过程中，糖有氧代谢是主要能量来源。这都表明了补充糖类的重要性。

糖类的主要作用有三种，一是糖类能够快速并高效地将热能转化为能量。二是糖类作为一种重要的能源物质，可以促进其他营养素的代谢。三是糖类有着保护肝脏和解毒的功能，当肝脏中糖原的储备充足时，可以保障肝脏的健康。

人们在进行体育锻炼之前，可以适量摄入一些含糖量高但低脂肪的食物，如面食、米饭和水果等，这些食物提供了运动所需的能量。在挑选食用糖类能量来源时，还需要考虑个体的体质情况。

（二）脂肪

脂肪是人体必需的重要营养素之一，在运动时能够为人体提供重要的能量。如果缺乏脂肪，会对人体健康造成影响。因此，在日常生活中，人们需要确保摄入足够的脂肪，以满足身体的需求。

脂肪对人体各组织细胞都具有重要的影响并且是组成人体细胞和细胞膜的重要成分。人体需要脂肪来参与新陈代谢的过程和细胞更新，这都显示出了脂肪在人体发育中的重要作用。

通常来说，脂肪类物质的主要作用就是促进人体生长发育，如肾上腺皮质激素和性激素等类固醇激素。因此，确保脂肪类营养素的摄入量充足是非常重要的。

（三）蛋白质

蛋白质在我们的日常饮食中占据着至关重要的地位。人体中组成蛋白质的氨基酸一般有22种，这些氨基酸是构成蛋白质的基本组成单元。其中，有9种是人们必须从日常食物中摄取的，也就是我们常说的必需氨基酸；剩余的被归类为非必需氨基酸，这些氨基酸能够在人体内自行合成，以满足人体的营养需求。我们日常的饮食中包含足够的蛋白质，能够满足人体的需求。

（四）维生素

人体需要摄入维生素才能正常生长和发育。通常情况下，人体只需要极少量的维生素。人类在成长过程中需要摄取多种维生素，这些维生素可以分为水溶性和脂溶性两类。我们经常见到的维生素 B_1、维生素 B_2、维生素 B_6 和维生素 C 等是水溶性维生素，而维生素 A、维生素 D 和维生素 E 等是属于脂溶性维生素。这两种维生素都在人体发育中扮演着至关重要的角色。

（五）矿物质

矿物质是人体组织中不可或缺的重要元素，同时也是维持人体正常生理功能不可缺少的物质，人们可以通过食用常见的食物来获取身体所需要的矿物质。

矿物质可分为常量元素和微量元素两类。常量元素包括钙、镁、钾、钠、磷、硫、氯等，微量元素包括铁、铜、锌、碘、硒等。尽管微量元素在人体所需的元素中占比较少，但它们仍然是必不可少的。缺乏这些微量元素会导致身体出现各种健康问题，进而影响健康状况。

（六）水

水是人类生存所必需的、至关重要的养分，也被称为生命之源。水在人体中发挥着至关重要的作用，包括维持新陈代谢、促进食物的消化和吸收。因此，要确保在日常生活中摄入足够的水分，因为缺水会限制人体运动的能力，甚至影响生理功能。

总的来说，人体所需要的营养素主要有糖类、脂肪、蛋白质、维生素、矿物质和水。这些营养素对人体的健康有着重要作用。各种营养素都有各自独特的作用，人们需要了解这些作用，并根据需要合理摄取营养素，以满足身体运动的需求。

二、补充营养的重要性

在进行体育运动时，人们要意识到充分补充营养的必要性，并及时进行营养补充。

（一）增强运动能力

1. 补充能量物质

经过长时间的体育运动，身体会自然而然地感到疲惫，这是无法避免的。这主要是由运动引起的水分、无机盐和矿物质等营养物质的流失所致的运动性疲劳。当遇到这种情况时，需要及时补充营养，这样可以缓解疲劳并促进身体机能的快速恢复。青少年在长时间进行体育运动后，会消耗大量的能量，只有在能量得到补充后，才能更加集中地参与体育运动。

2. 储备后续能量

在参加体育锻炼后补充营养，可以满足机体的营养需求，为接下来的锻炼提供所需的能量，确保体育运动顺利进行。

3. 提高身体免疫能力

在进行体育运动时，身体会消耗大量营养物质，这会降低免疫系统的功能。为了保持免疫系统正常运作，必须及时补充营养。

4. 加速恢复体能

进行持续较长时间的体育运动后，应及时补充身体所需的营养物质，以促进有机物质的迅速合成，满足身体需求，帮助恢复体力。只有获得充足的营养，运动员才能全身心地投入体能训练。

（二）补充营养物质

长期参加体育运动，尤其是在大负荷运动的条件下，身体的新陈代谢速度会逐步加快，这时就会消耗掉大量的营养物质，因此，进行营养物质的补充是非常有必要的。

在补充营养物质时，先要保证维生素的供应量。维生素的供应量要维持在一个合理的范围内，既不能过多也不能过少，适当的维生素补充才能对身体健康有利。

需要注意的是，在补充营养物质时，一定要注意科学性和有效性，这样才能保证机体能够获得必要的能量。

三、各类营养素的补充

（一）糖类的补充

众所周知，糖对人体具有重要作用，糖类是参与构成机体的重要物质，它具有促进蛋白质的吸收利用，促进三磷酸腺苷（ATP）的形成等重要作用。对于运动员来说，糖类是最为理想的能量来源之一，它具有耗氧量小、供能效率高等特点，是运动中有氧、无氧供能的主要能源物质。另外，糖类也是人体大脑的主要能源物质，充足的糖类能维持人体中枢神经的兴奋，保证机体活动的正常进行。由此可见，不管是在正常生活中还是运动训练中，糖类的摄入量一定要充足。

在运动训练中，如果糖类摄入不足会严重影响运动员的训练效果，另外对运动员的正常代谢也会产生重要的影响。一般来说，摄入人体内的碳水化合物主要是以糖原的形式贮藏在肌肉和肝脏中的，在运动过程中，血糖会被大量消耗掉，这时机体就会分解糖原来提供运动所需的能量。因此，如果机体有充足的糖原储备就可以推迟运动性疲劳的发生，进而保证运动员训练的质量和水平。大量的研究表明，在进行大强度的运动时，运动员可通过保持较高的糖原水平来增强自己的耐力。但需要说明的是，充足的肌糖原储备能维持较长时间的运动，但并不代表能提高运动员的速度。

充足的糖原储备有利于运动员进行运动，运动员要采取必要的手段及时补充糖分。首先，运动员应该摄入富含碳水化合物的食物，如谷类、水果、蜂蜜等。其次，在运动前、中、后均应补充必要的糖分，最好摄入含有糖的运动饮料。一般来说，运动前补糖可以提高运动员机体内糖原的储备，运动中补糖有利于保持血糖浓度，延缓运动性疲劳，运动后补糖有助于糖原的快速合成，促进运动员机体的快速恢复。

（二）蛋白质的补充

对于一名优秀的运动员来说，保持肌肉力量是非常重要的，这能有效提高运动员的训练水平和比赛能力。在训练的过程中，运动员要进行大运动量的耐力和抗阻力训练，因此需要大量的蛋白质。一般来说，运动员机体的蛋白质需求量与体重的关系至少应达到1.2~2.0克/千克以上。如果蛋白质摄入不足，运动员的力量素质就不能得到有效的提高，有时甚至可能发生运动性贫血，从而在一定程度上影响训练的效果和质量。

运动员要想满足机体对蛋白质的正常需求，应多食用富含蛋白质的食物，如鸡蛋、肉类、鱼虾、豆制品、奶制品等。需要注意的是，猪肉、烤鸭等食物中虽然蛋白质含量不低，但这些食物中脂肪含量较高，运动员过多摄入不利于训练的顺利进行。因此，在食用此类食物时要谨慎。

目前，我国大部分运动队都采用自助餐的就餐形式，并且有一部分运动员存在着"肉即营养"的错误观念，这种观念导致运动员蛋白质摄入过多，从而影响正常训练的进行。适当的蛋白质摄入量有利于运动员进行训练和参加比赛，而摄入过多则能带来严重的负面影响。一是引起体液酸化，体内酸性代谢产物堆积，导致疲劳过早出现；二是导致肝肾负担加重，影响身体健康；三是蛋白质摄入过多，还会影响运动员运动能力的提高；四是蛋白质摄入过多就意味着其他营养素的摄入不足，导致营养缺失，这也不利于运动员的训练。

（三）脂肪的补充

运动员要想保持正常的训练状态，就需要控制脂肪的摄入量。脂肪摄入过多会使运动员体内丙酮酸、乳酸浓度升高，使血流缓慢，从而影响氧的供给。除此之外，脂肪摄入过多还会影响运动员运动能力的提高，因此，在平时的饮食中需要加以控制。

对于运动员来说，饮食中的脂肪供能比例占总热能的25%～30%即可。但对于一些运动消耗较大的运动项目，如游泳等，可以适当地增加脂肪的摄入量。因为游泳运动员对于热量的需求较大，而脂肪在体内代谢过程中产生的热量比较大，所以对于游泳运动员来说可以适当增加脂肪的摄入量，摄入量要根据运动员的身体素质而定。

（四）维生素的补充

维生素对运动员的训练是非常重要的。适量的维生素有利于运动员维持自身机体的正常代谢水平。如果维生素摄入不足会引起运动功能紊乱和运动水平的下降；而如果摄入过多，也会引起机体的一系列不良反应。维生素，尤其是维生素B对运动员运动能力的提高具有非常重要的意义。人体摄入的碳水化合物、脂肪和蛋白质等要经过燃烧变成热能，这其中必须要有维生素B的参与。通常来说，维生素C和维生素E能有效抵抗自由基对机体的损害。维生素A能维持运动员正常的体力，维生素D则有助于运动员骨骼的生长和发育。一般来说，不同的食物中有各种不同的维生素，蔬菜和水果中维生素含量较高。因此，在平时的训练中，运动员应根据个人需要适量增加蔬菜和水果的摄入量，这对于运动员参加运动训练是非常有益处的。

（五）矿物质的补充

矿物质有很多种，如钾、锌、铜、铁、钙等。不同的矿物质在人体内的含量不同，但对人体都起着非常重要的作用。钠、钾、钙、镁等在维持体液的渗透压和酸碱平衡，维持神经、肌肉细胞的兴奋性，维持体内酶的活性及构成组织细胞等方面具有重要作用。钙对促进人体骨骼正常生长具有重要的作用。锌、铜、铁、硒等对调节人体的物质代谢、维持正常免疫机能等具有重要的作用。运动员在参加训练的过程中会大量出汗，伴随着体液的流失，矿物质也会大量流失，而矿物质的流失会严重影响运动员训练水平和身体素质的提高。因此，在训练的过程中，运动员还要十分注意矿物质的补充。

（六）液体的补充

合理地补充水分对运动员参加训练来说是至关重要的。水占体重的65%～75%，它在体温调节，氧、二氧化碳、营养物质和代谢废物的运输及各种代谢过程中起着不可替代的作用，因此，机体含有适宜的水分能保证运动员正常参与训练，而机体缺水，则会影响运动员运动能力的提高。

运动员在训练中会大量出汗，一般来说，因出汗而失去的水会达体重的2%左右，若达到5%则会显著降低运动能力。一般来说，在有阳光的室外或高温潮湿的环境下进行大强度的训练，会导致体液的大量丢失，如果不及时补充水分，就会严重影响训练的顺利进行。

在训练过程中，运动员应该及时地补充水分，以满足机体的正常需要。但需要注意的是，运动员不能把口渴作为补充水分的标准，因为运动员在感到口渴时，说明已经进入脱水的状态，或者有时候可能已经脱水但却无口渴的感觉，这时再补水就显得"为时已晚"，不利于训练的顺利进行。

汗液不仅包含水分，同时还有一定量的电解质。在进行长时间的训练时，运动员会大量排汗，在丢失水分的同时，电解质也会出现一定程度的丢失现象。电解质的丢失会在一定程度上影响细胞膜电位，使神经兴奋传递出现某种程度的障碍，在一定程度上影响运动员运动能力的提高。因此，为使机体处于良好的状态，运动员应在训练期间及时、合理地补充水分和电解质。

在训练期间，运动员可以选择合适的运动饮料补充水分和电解质。补充的液体最好是低渗或者等渗溶液，因为液体可以被迅速吸收并经血液运输到体细胞。另外，水果、蔬菜汁、牛奶等都含有大量的水分和电解质，运动员可以适当地进行选择。在训练的过程中，运动员要想充分吸收并保持体内水分充足，在饮用运动饮料的同时还需要饮用等量或2~3倍的白水，这样才能维持人体合理的水合状态。需要注意的是，在训练期间，不要喝含有咖啡因的饮料，因为咖啡因具有一定的利尿作用，而排尿则会导致机体水分大量丢失，另外，咖啡因也影响运动员的睡眠，如果睡眠质量不好，则会直接导致运动员的运动成绩下降。

总之，运动员在进行液体补充时应高度注意以下八个方面。

第一，训练的过程中要及时补液，一般来说，人体每天至少需要2~3升水。

第二，夏天进行训练会丢失大量的水分，需要适当增加水的摄入量。

第三，补液的温度要稍低一些，这样可以加快吸收及增加运动员的补液次数。

第四，在训练过程中，要采用少量多次的补液方法。

第五，可采用测体重的方法来检测丢失的体液量，一般情况下，体重每下降1千克，需要补充1.5升的液体。

第六，运动饮料中含有大量的水和电解质，参加长时间的训练一定要备好运动饮料。

第七，头晕目眩、肌肉痉挛、口干舌燥等都是脱水的征兆，一定要及时补充水分。

第八，在平时的训练中，运动员要养成按时补液的好习惯，采用少量多次的方式进行，补充液体量要视具体情况而定。

四、营养补充的误区

（一）强调补充宏量营养素，忽视微量营养素的供给

部分运动员通常食用高脂肪、高蛋白、高热量的食物，以增加营养素摄入量。

然而，摄入过多脂肪和蛋白质可能导致热量摄入过多，进而会对体能产生影响，还会对内脏器官功能造成损害，也会影响其他营养素的吸收。

研究发现，很多运动员的饮食习惯与科学膳食标准不一致，他们普遍存在维生素 B 和维生素 A 摄入不足的情况。维生素 B 在人体内能量代谢的过程中扮演着至关重要的角色。缺乏维生素 B 和摄入糖类不足会导致机体能量供应不足，进而影响运动性疲劳的恢复。

（二）强调补充蛋白质，忽视糖类的补充

相关研究表明，由于不良的饮食习惯和不合理的饮食结构，许多运动员缺乏机体所需的钙、铁和锌等矿物质。例如，运动员未摄入足够的奶类和豆制品，就会导致钙摄入不足。钙对于骨骼生长和神经传递至关重要，因此，运动员需要摄入足够的钙。

蛋白质是维持生命活动最重要的营养素，所以运动员为了尽快恢复身体功能，会大量摄入蛋白质。但是，蛋白质在日常生活和运动中并非主要的能源物质，所以消耗量并不是很大。如果运动员一直摄入高脂高蛋白的食物，就会导致体脂含量增加，在一定程度上影响内脏器官功能，同时对其他营养素的吸收造成不利的影响。

运动员在大运动量训练期间消耗大量的糖类，因此需要大量补充糖类，从而促进糖类这一重要能源物质的恢复。作为主要能源物质的糖类如果摄入不足，会对运动员的运动效果、运动能力及身体健康造成不利的影响。

（三）强调补充特殊营养，忽视了膳食营养补充

在体育运动过程中，运动员要承受超负荷的刺激，所以对特殊营养的补充更重视一些。补充特殊营养可促进身体机能的提高，对于维持或提高运动能力具有积极影响。但是，在运动过程中补充膳食营养也非常重要，忽视膳食营养补充会导致基础膳食营养摄入不合理。如果基础营养不足，是无法通过补充特殊营养来弥补的，这样不仅浪费钱，还起不到好的作用。事实上，只有充足合理地补充基础膳食营养，才能更好地发挥特殊营养对身体健康和提高运动能力的促进作用。

（四）口渴才喝水，忽视了科学补液的重要性

对运动员而言，及时补水非常重要，如果运动员在运动中丢失的水分得不到及时补充，将导致血容量下降，心脏负担增加，心跳加快。随着人体的大量出汗，人体也会大量丢失无机盐，从而对神经肌肉的工作能力产生不良的影响。一些运动员缺乏正确的补水意识，常常在口渴后才想起补水，此时其运动能力已经有所下降。

水中的无机盐具有重要作用，但很多运动员对此都没有给予重视，所以他们不能在正确时间补充合理的运动饮料。如果训练中补充的水不含无机盐或补充的是糖的渗透压过低的水，就会进一步增加出汗量，加剧脱水，影响训练效果和身体健康。

（五）强调晚餐要丰盛，忽视了早餐的多样性

运动员进行一天正常运动的根本保障是均衡的一日三餐，一日三餐热能分配应与运动员的锻炼保持一致。早餐、中餐、晚餐的能量摄入分别为30%、40%、30%是比较合理的三餐结构。一些运动员不重视早餐，早餐摄入的热能仅占全天的19%，午餐占23%左右，而晚餐热能的摄入量大约占50%，这种结构非常不合理，会在一定程度上影响运动员能源物质和其他营养素的及时恢复，从而对训练质量和效果产生不好的影响。

（六）强调食物品种丰富，忽视了食物之间的相克

食物中各种营养素和化学成分相互拮抗、相互制约的关系就是所谓的食物相克。如果营养素搭配不合理，就会影响人体的消化与吸收，而某些营养素的缺乏会对运动员的运动能力和训练效果造成不同程度的影响。例如，葱配豆腐、菠菜配豆腐。豆腐中含有硫酸钙、氯化镁等无机盐类，如和蔬菜中的草酸相遇，会产生草酸钙和草酸镁，这两种化合物产生白色沉淀，无法被人体吸收，从而对豆制品中的钙营养造成破坏。葱和菠菜含有一定量的草酸，当豆腐与葱和菠菜混合制作时，容易形成草酸钙的沉淀，对钙的吸收造成影响。在开水中将菠菜烫3分钟左右，可去除菠菜中80%的草酸，此时再与豆腐共同制作菜肴，可避免食物相克。一些运动员都缺乏有关食物相克的知识，所以在日常膳食中没有将这一问题重视起来，这就容易导致运动员营养不均衡，对身体健康和运动能力产生影响。

第三节 运动康复之运动性疲劳的预防与消除

一、运动性疲劳的概念

1982年,第五届国际运动生物化学会议将运动性疲劳定义为"机体的生理过程不能持续其机能在某一特定水平或不能维持预定的运动强度。"与常规健身活动相比,竞技运动通常会给身体带来更强烈、更显著的刺激。随着现代竞技体育水平不断提高,运动员面临的挑战也日益增多,因此,越来越多的学者和专家开始关注和研究运动性疲劳问题。随着运动时间的延长,人体往往会出现运动能力下降的情况,进而引发疲劳。

需要补充的是,运动性力竭是疲劳过程的最后阶段,是运动性疲劳的特殊表现之一。有一位体育专家称,运动性疲劳是指在进行一定强度的运动后无法继续保持相同强度的运动,而运动性力竭则是绝对无法进行运动。

二、运动性疲劳的预防

对于参与训练的运动员来说,了解运动性疲劳的具体表现至关重要,觉察到的运动性疲劳和自我感知的体力不支都有助于及时发现和处理训练计划中的潜在问题。各种运动引发的症状和出现时间可能有所不同,基于运动性疲劳症状的特征,这里探讨的就是学生如何预防运动性疲劳。

(一)科学合理地安排训练

科学合理地安排训练是有效预防运动性疲劳的方法之一,教练应确保所有训练方案符合科学标准。教练需要对学生的训练时长、训练强度、训练负荷等因素进行实时监测,以便及时发现潜在风险。因此,预防运动性疲劳的关键在于科学制订可行的训练计划,必须结合运动项目的实际情况制订计划。在制订训练计划时,需要考虑多个方面的因素,如运动强度和环境,并且在整个训练过程中遵循逐步递进的原则。根据实际情况调整各项计划,确保学生能够适应运动负荷并有效恢复,保持身心的和谐统一。

（二）认真完成热身活动

充分的热身活动可以唤醒内脏器官和肌肉，帮助学生更快地适应高强度运动。随着训练环境的变化，学生的热身活动应该作出相应的调整。通常情况下，在寒冷环境中，人体的能量消耗加快，体温的失散也更快。因此，为了有效预防运动损伤和尽可能延缓学生出现运动性疲劳的时间，教练应该设计适当的热身活动并采取保暖措施。在潮湿炎热的气候条件下，学生释放体内热量的速度较慢，这可能导致中暑和运动能力下降，从而对训练过程产生一定影响。因此，教练应调整热身活动，确保训练顺利进行。

（三）加强自我监测

学生可以参照生理指标与心理指标来及时发现运动性疲劳产生的具体情况并加以调整。

1. 生理指标

学生可以统计早起前卧床安静状态下 1 分钟或者 10 秒内的实时脉搏数据。倘若此阶段内安静状态下脉搏呈现上升趋势，则表明该名学生需要合理控制运动负荷量。

学生可以连续测量并记录每天早晨起床后便后、饭前的体重，如果这个时间段的体重呈连续减轻的趋势，则表明学生需要关注并分析自身是否存在运动性疲劳。

2. 心理指标

学生可以凭借主观感觉判断自身是否存在运动性疲劳，出现运动性疲劳的常见表现是肌肉酸痛、无规律可循的肌肉痉挛、心慌、出现想要终止运动的想法，某些情况下还会出现拒绝进入运动场的想法。

（四）出现运动性疲劳后及时上报教练和团队

运动性疲劳的常见症候有：训练过程中出现心慌、气短、胸闷，伴有发热和血尿等症状；由于运动热情不足造成自身的运动能力出现下滑，完成动作的速度慢，参与团体项目时在短时间内完成准确判断的能力衰退；在赛场上情绪不稳定、身体能力发挥出现波动或者突然出现肌肉痉挛等。当学生出现运动性疲劳的常见症候时，必须及时上报教练和团队。

(五)良好的生活环境和训练环境

训练是具备系统性特征的过程,训练自身因素和训练环境都发挥着不可替代的作用。在训练过程中,教练应优先选择符合较多要求但温度和湿度都比较适宜的场地。同时,规律性饮食、良好的睡眠、合理的营养补充也是必不可少的,要确保生理负担在学生可承受的范围内,有效避免运动性疲劳产生,促使训练质量获得大幅度提升。

保证学生生活节奏与训练节奏符合正确性要求,保证生活制度的相关安排符合规律性要求,这两个方面的要求是保障学生运动性疲劳得到有效预防与消除的重要途径。对于每个个体来说,各种类型的活动都需要大脑皮层发挥支配性作用,节奏正确的深远意义是大脑皮层中产生"运动定型",推动机体活动满足"自动化""节省化"的双重要求。减轻机体生理负担对学生提升自身运动成绩和充分消除运动性疲劳都有积极作用。在日常生活中,学生应当杜绝不良生活习惯,保证自身生理机能处于良好状态,不断提高训练的实际效率,最大限度地延缓运动性疲劳的出现。

(六)功能训练

功能训练起源于运动康复,产生运动损伤的常见原因是稳定肌功能有待提高、肌肉用力失衡,功能动作性筛查能够相对准确地筛查出学生有无出现这两种状况。功能动作性筛查的常见项目分别是过栏架、肩部灵活性测试、前后分腿蹲、深蹲、主动直膝抬腿、躯干稳定性测试。截至目前,尽管很多专家和学者对功能训练的概念和基础理论,以及功能训练和体能训练的关系未能统一意见,但都在一定程度上肯定了功能训练产生的积极影响。当运动项目存在差异时,参与肌群也会随之出现或多或少的差异,教练不仅要设法强化专项肌肉群,同时要确保学生的肌肉系统保持协调统一的关系,由此使神经肌肉的效率得到大幅度提升。需要注意的是,功能训练并未强调肌肉的表面积与形状,而是促使核心肌肉群训练的效果达到最大化,推动小肌肉的协调发展,从而使学生配合专项肌肉群工作时形成的运动能力达到最大化。从整体来分析,绝大多数功能训练都是凭借复杂结构提升肌肉的拉伸程度,采取多元化训练方法进行不同类型的平面协调练习,由此达到延缓运动性疲劳产生以及缩短运动性疲劳恢复时间的目的。

三、运动性疲劳的消除

（一）运动后休息

1. 积极性休息

（1）变换活动部位和调整运动强度

左手的活动会刺激大脑中对应的区域，进而增加对右手活动的抑制，从而缩短恢复时间并提高右手的工作能力。运动有助于提升疲劳手的工作水平，因为它可以促进血液循环、提升体内氧气和营养物质的供应速度。根据相关研究结果，在身体静止休息状态下，血液中乳酸的清除速率的半衰期大约为 25 分钟，将乳酸恢复至运动前水平需要 1～2 小时。当身体进入主动休息状态时，血液中乳酸的清除半衰期大约为 11 分钟，达到运动前水平需要 0.5～1 小时。

（2）整理活动

整理活动是指练习结束后进行的一系列身体活动，旨在帮助身体快速恢复功能，常见的整理活动包括慢跑、呼吸体操，以及肌肉和韧带的拉伸练习等。个体进行整理活动可以缓解肌肉的延迟性酸痛，促使机体尽快消除运动性疲劳，提高身体的血液循环，促进双腿的血液顺畅返回，从根本上加快身体内废物的排出。整理活动可以有效避免强烈活动突然性停止导致的身体功能失调，如常见的重力性休克等。

2. 睡眠

积极性休息并不能完全替代静止性休息，因为积极性休息也是一种活动，频繁转换活动也无法阻止身体疲劳的积累。因此，为缓解身体疲劳，正常睡眠是不可或缺的。在睡眠时，大脑会增强抑制作用，促进代谢，帮助身体恢复并消除疲劳。一般来说，每个人的睡眠需求会有所不同，正常情况下，每晚 7～9 小时的睡眠就可以确保睡眠质量。大多数处于青少年成长阶段的人可能需要 10 小时的睡眠才能满足需求。

（二）合理的营养

在进行体育锻炼时，身体需要消耗大量能量。因此，在运动结束后及时补充营养是非常重要的，这可以帮助缓解疲劳并提高锻炼效果。此外，必须在运动结束后根据运动类型和持续时间来有针对性地补充所需的营养物质，从而促使身体从运动性疲劳中恢复过来。

（三）中医药手段

当运动种类不同时，身体的运动性疲劳表现也会有所不同。要想有效缓解运动性疲劳，促进恢复，需要根据不同症状选择合适的中药和配方，从而实现运动员运动能力的显著提升。目前，运动员运动后恢复体力的主要重点包括增强脾胃功能，增强肾脏活力及补充气血等方面。中药有助于抗自由基，一些常用的抗氧化中药包括人参、当归、五味子等。

（四）心理学手段

在训练和比赛结束后，进行心理调适通常能帮助运动员缓解精神压力，使心理状态更健康，进而对身体其他器官和系统产生积极影响。无论是情绪调节训练、音乐疗法还是其他形式的娱乐活动，都可以帮助运动员放松紧张情绪，缓解疲劳。

第四节　运动康复之运动处方的制定与实施

一、运动处方的制定

（一）确定康复的目标

在制订运动处方时，清晰确定康复保健的目标具有极其重要的意义。由于康复保健的目标各不相同，所使用的康复方法也大相径庭，因此康复保健的效果截然不同。

1. 心血管系统康复保健的目标确定

在为心血管系统康复保健设计运动计划之前，需要排除任何不适合进行运动的情况。在确定心血管系统康复保健的目标时，需要综合考虑康复特点，包括患者病史、心血管功能等，谨慎明确康复目标，确保目标切实可行，避免设定过高目标。

2. 运动系统康复保健的目标确定

运动系统康复保健的目标有远期目标和近期目标两个方面。远期目标是指在为参与运动的锻炼者设计锻炼计划之前，先要确定运动系统康复保健的最终目标。近期目标是指根据个人情况制订详细运动计划，包括选择适合的运动项目和确定具体的运动方案。同时，近期目标也是能够实现远期目标的重要保证。

（二）选择运动内容

为了保证运动内容选择的科学性和合理性，必须考虑以下4个因素。
①康复或健身的原因。
②运动环境、运动条件及是否有人帮助等。
③受试者有怎样的兴趣、爱好和特长，在运动方面有哪些经历等。
④通过临床检查和功能检查所得出的结果是怎样的。

（三）确定运动强度

在确定运动强度时，需要综合考虑的因素主要有以下5个。
①受试者的年龄、性别，以及有哪些运动经历等。
②为什么要进行康复或健身。
③最终选择的运动内容有哪些。
④通过运动试验及体力测验所得出的结果是怎样的。
⑤临床检查和功能检查所得出的结果是怎样的。

（四）确定运动时间和频度

在确定运动时间和运动频度时，需要考虑的因素主要有以下5个。
①受试者的年龄，有哪些运动经历等。
②最终确定的运动内容有哪些。
③最终确定的运动强度是怎样的。
④通过运动试验及体力测验所得出的结果是怎样的。
⑤通过临床检查和功能检查所得出的结果是怎样的。

二、运动处方的实施

实施运动处方时，不仅要注意科学安排训练课，还要注意在运动过程中运动强度的监控和医务监督的实行。

（一）一次训练课的安排

运动处方的实施，通常都是通过训练课的形式来实现的。一次完整的训练课，通常会包含以下 3 个部分。

1. 准备活动部分

准备活动部分的主要任务是使身体各个系统功能逐渐适应运动，避免不必要损伤的发生。在实施运动处方时，最为理想的准备活动往往是运动强度小的有氧运动，以及伸展性体操、步行、慢跑、徒手操、太极拳等。持续时间以 10～15 分钟为宜。

2. 基本部分

运动处方的主要部分就是基本部分。该部分要按照实际需要来明确规定运动的内容、强度、时间等方面。

3. 整理活动部分

对于训练课而言，规定整理活动的内容和持续时间是至关重要的一环。整理活动有助于预防突然停止运动而导致的心血管系统、呼吸系统和自主神经系统的不良反应。主要涵盖散步、轻松运动、自我按摩等活动。

（二）运动强度的监控

在执行运动计划时，需要特别注意对运动强度进行监控。通常使用的方法包括自我感知疲劳水平评定和目标心率监测等。

（三）运动中的医务监督

在实施运动处方时，医务监督是不可或缺的，特别是针对治疗性运动处方。医务监督主要涵盖体格检查、运动卫生及运动安全等方面。

参考文献

[1] 中国残疾人联合会. 运动神经元病康复护理指导手册 [M]. 北京：华夏出版社，2020.

[2] 郑现杰. 体育运动训练监控体系研究 [M]. 北京：新华出版社，2018.

[3] 潘丽英. 全民健身服务体系构建与运动方法研究 [M]. 北京：新华出版社，2018.

[4] 陆宇榕，王印，陈永浩. 体育文化与健康教育探究 [M]. 北京：新华出版社，2018.

[5] 梁兰兰，卞华伟. 运动营养与实践 [M]. 成都：四川大学出版社，2017.

[6] 耿献伟，罗帅呈，杨文豪. 大学体育指导教程 [M]. 北京：人民邮电出版社，2017.

[7] 王国祥，王虎. 体育运动伤害防护 [M]. 苏州：苏州大学出版社，2017.

[8] 刘巍，薛峰. 大学生体育选项课常见运动损伤与预防 [M]. 北京：新华出版社，2015.

[9] 白荣杰，殷玉明，袁慧书. 腕和手运动损伤影像诊断 [M]. 北京：人民卫生出版社，2022.

[10] 刘向云，王茹. 运动伤病病理学 [M]. 北京：人民卫生出版社，2022.

[11] 周莉，姜平，张茜，等. 功能性动作筛查在体育教学中的应用研究 [J]. 医学教育管理，2023，9（S1）：78-81.

[12] 何雯霞. 运动损伤后康复运动方案对肌骨功能的影响与评价方法探索 [J]. 体育世界，2023（10）：146-148；155.

[13] 肖衍，张延伟，谢云香，等. 基于MRI检查应用舒筋外洗颗粒治疗膝关节运动损伤临床研究 [J]. 新中医，2023，55（20）：85-88.

[14] 罗士英，杜吉生. 消防体育训练中的运动损伤与预防：以中国消防救援学院消防体育课程为例 [J]. 当代体育科技，2023，13（30）：1-4.

[15] 熊天德. 肌骨超声在急性闭合性运动损伤诊断中的价值 [J]. 实用医技杂志，2023，30（10）：706-709；762.

[16] 杨利珍. 田径运动员动态平衡训练方法探析 [J]. 当代体育科技，2023，13（29）：32-34.

[17] 郝晶晶，孙菁，白东，等. 跑步相关运动损伤研究进展 [J]. 健康体检与管理，2023，4（4）：380-388.

[18] 李宗元. 试论体育锻炼中运动损伤的预防 [J]. 田径，2023（10）：81-83.

[19] 李天歌. 篮球体育课的运动损伤及预防措施 [J]. 体育世界，2023（9）：147-149.

[20] 刘畅."抗阻旋训练"对大学生篮球运动损伤预防作用的研究 [J]. 安徽水利水电职业技术学院学报，2023，23（3）：75-79.

[21] 米鹏程. 大学生参与电子竞技运动的身体损伤现状及对策研究 [D]. 泸州：西南医科大学，2023.

[22] 舒淑. 体育专项大学生运动损伤后焦虑及应对问卷编制与应对策略研究 [D]. 北京：首都体育学院，2023.

[23] 母应秀. 青少年中长跑运动员身体运动功能评价指标体系构建及其在下肢运动损伤的实证研究 [D]. 北京：首都体育学院，2022.

[24] 蒋玉. 基于 FMS 测试的功能性训练在羽毛球教学中降低运动损伤风险的研究 [D]. 乌鲁木齐：新疆师范大学，2022.

[25] 杜亚罡. 运用功能性动作筛查评估大众健身运动损伤风险的研究 [D]. 天津：天津体育学院，2022.

[26] 王金永. 高中体育生运动损伤成因与对策研究：以内黄县高中为例 [D]. 郑州：郑州大学，2021.

[27] 卢铭. 广州体育学院排球专项学生整体姿态与运动损伤分析 [D]. 广州：广州体育学院，2021.

[28] 贾媛迪. 功能性动作筛查在儿童青少年乒乓球运动员损伤风险评估中的应用研究 [D]. 上海：上海体育学院，2020.

[29] 胡世俊. 功能性动作筛查（FMS）在预防男子大学生足球运动损伤中的应用研究 [D]. 武汉：武汉体育学院，2019.

[30] 杨新格. 青少年足球运动员损伤风险筛查方法的研究 [D]. 北京：北京体育大学，2019.